儿童 ECMO
临床护理操作手册

主　编　张琳琪　曲　斌

副主编　刘丽丽　李广玉

编　者（以姓氏笔画为序）

丁　楠　　王　宁　　王雪静　　王晶晶

白瑞雪　　曲　斌　　朱宏敏　　刘丽丽

李　奇　　李广玉　　李莲叶　　吴旭红

宋振江　　张　洁　　张琳琪　　钟学红

段颖杰　　郭　颖

人民卫生出版社
·北　京·

图书在版编目（CIP）数据

儿童 ECMO 临床护理操作手册 / 张琳琪，曲斌主编
. —北京：人民卫生出版社，2022.7
ISBN 978-7-117-33331-3

Ⅰ. ①儿…　Ⅱ. ①张…②曲…　Ⅲ. ①小儿疾病－体
外循环－护理－手册　Ⅳ. ①R473.72-62

中国版本图书馆 CIP 数据核字（2022）第 120346 号

人卫智网　www.ipmph.com	医学教育、学术、考试、健康， 购书智慧智能综合服务平台
人卫官网　www.pmph.com	人卫官方资讯发布平台

儿童 ECMO 临床护理操作手册
Ertong ECMO Linchuang Huli Caozuo Shouce

主　　编： 张琳琪　曲　斌
出版发行： 人民卫生出版社（中继线 010-59780011）
地　　址： 北京市朝阳区潘家园南里 19 号
邮　　编： 100021
E - mail： pmph @ pmph.com
购书热线： 010-59787592　010-59787584　010-65264830
印　　刷： 中农印务有限公司
经　　销： 新华书店
开　　本： 787×1092　1/32　　**印张：** 5
字　　数： 112 千字
版　　次： 2022 年 7 月第 1 版
印　　次： 2022 年 8 月第 1 次印刷
标准书号： ISBN 978-7-117-33331-3
定　　价： 39.00 元

打击盗版举报电话：010-59787491　E-mail: WQ @ pmph.com
质量问题联系电话：010-59787234　E-mail: zhiliang @ pmph.com
数字融合服务电话：4001118166　　E-mail: zengzhi @ pmph.com

随着"健康中国"战略的持续推进,人民群众健康意识逐步增强,临床诊疗水平不断提升。护理工作是卫生健康事业的重要组成部分,加强护理队伍建设、促进护理人员护理技能的规范和提升是实施"健康中国"战略的重要内容,也是建立覆盖全人群、全生命周期卫生健康服务体系的客观要求。

体外膜肺氧合(extracorporeal membrane oxygenation,ECMO)是采用体外循环技术完全或部分替代肺脏或心脏功能的一种辅助治疗手段,近年已广泛应用于常规生命支持无效的各种急性循环和/或呼吸衰竭的危重患者,在儿科领域的应用也不断增加。尤其是在2009年甲型H1Nl流感及2020年新型冠状病毒肺炎危重患者救治中ECMO发挥了重要作用,也逐步为大众所熟知。但ECMO具有技术难度相对较大、操作风险高、护理操作复杂等特点,儿童患者也有诸多不同于成人的病理生理特点,其成功实施需要高效的团队合作,对开展此项技术的医疗机构的资源配置和人员资质要求均较高。重症监护室(intensive care unit,ICU)护士作为ECMO团队中不可或缺的重要成员,是ECMO治疗的全程参与者,包括病情监护、转运、手术配合、专科护理、早期康复、出院随访等环节,同时护士还是ECMO团队中的协调者。护士应根据患者的护理问题及需求,与其他成员进行信息交流、咨询，制订最有效的护理方案，还可将危重患者病情变化信息实时反馈给其他成员和患儿家长，其护理质量直接关系到使用 ECMO 患者的救治成功率。但目前我国缺乏针对护士的 ECMO 专业培训及认证机构，国内现有 ECMO 相关培训覆盖面还不够广、培训质量参差不齐，护理人员急需一本 ECMO 专业护理书籍，以指导临床护理工作。

国家儿童医学中心（北京）、首都医科大学附属北京儿童医院护理团队秉承"公慈勤和"的院训精神，坚持"一切以患儿为中心"的服务理念，努力进取，在建院八十周年华诞之际，护理部组织多位重症护理专家及骨干编写此书。该书立足于临床实际和儿童特点，参照国内外儿童 ECMO 护理领域的前沿动态发展，从实用的角度系统讲述了儿科重症患儿应用 ECMO 过程中所涉及的理论知识和专业技术。该书的出版将有助于提高儿童 ECMO 护理团队的专业水平，对进一步提升危重儿童的救治成功率有重要意义。

首都医科大学附属北京儿童医院

重症医学科 / 内科教研室名誉主任

2022 年 4 月

前　言

　　ECMO 在新生儿和儿科领域,广泛应用于临床危重症患儿的心肺功能支持,已成为重症医学科重要的体外心肺支持措施。2020 年,新型冠状病毒肆虐全球,ECMO 成为挽救危重患者生命的有力武器,被越来越多的人了解和认可。国内 ECMO 技术开展较晚,尚处于起步阶段。中国医师协会体外生命支持专业委员会在"体外生命支持年会"上发布了《2019 年中国体外生命支持发展现状》报告。报告显示,ECMO 在国内的辅助例数及中心规模均较 2018 年迅猛增长。2019 年全国应用 ECMO 的病例数达到 6 526 例,较 2018 年(3 923 例)增加了 66.4%,但儿童仅有 700 余例。以儿童单中心医疗机构来说,ECMO 累计开展 200 余例,年最多的 43 例。这和国际上 ECMO 的现状有类似之处,体外生命支持组织(extracorporeal life support organization,ELSO)统计数据也显示国际上的趋势与此相似,近五年 62 000 例 ECMO 病例中儿童(包括新生儿)的病例数仅 17 000 余例,平均到每年,也就是 3 000 余例。国内儿童 ECMO 整体存活率略低于国际水平,新生儿领域尤其明显。开展此技术对 ICU 人员素质、配备及医疗设施要求高,ECMO 期间良好的呼吸管理、液体管理、营养管理、出凝血管理等是 ECMO 治疗成功的保障,关键技术均需要护士的参与。ECMO 的护理工作作为

ECMO 治疗的重要组成部分,其护理水平直接影响患儿的治疗结果。儿童 ECMO 在疾病种类、治疗模式、置管方法等方面与成人有很大的不同,但目前已出版的 ECMO 书籍多以成人治疗为主,涉及儿童的内容较少,在护理操作方面内容不足。

本书贴近临床具体操作,从护理的角度介绍了 ECMO 建立及撤离的护理配合、ECMO 护理管理、并发症管理、转运及团队建设等内容,对 ECMO 实施过程中的专科护理技术进行了梳理及规范,有助于建立 ECMO 使用规范及操作标准流程,使得 ECMO 实施过程标准化、规范化,有助于提高 ECMO 治疗患儿的整体预后。

衷心感谢参与本书编写工作的编委。由于水平所限,不妥之处,敬请读者批评指正。

张琳琪　曲　斌

2022 年 4 月

目 录

第一章

ECMO 历史与概况

体外膜肺氧合（extracorporeal membrane oxygenation，ECMO）又称体外生命支持，是一种以体外循环系统为基本设备，采用体外循环技术运行操作和管理的一种辅助治疗手段，具有置入方便、不受地点限制、可同时提供双心室联合呼吸辅助等优点，临床上主要用于呼吸功能不全和 / 或心脏功能不全的支持。ECMO 通过体外设备能够较长时间全部或部分代替心脏、肺脏功能，使心脏、肺脏得以充分休息，有效改善低氧血症，避免了长期高氧吸入所致的氧中毒，避免了机械通气所致的气道损伤，使心脏功能得到暂时的辅助支持，增加心排血量，改善全身循环灌注，保证循环稳定，为心肺功能的恢复赢得时间。

第一节　ECMO 发展史

体外心肺辅助的实验室研究从 Gibbon 医生发明人工心肺机开始，1953 年他将体外循环技术首次用于临床心脏手术获得成功，这使人工心肺机系统做长时间心肺辅助有了可能。ECMO 实际上是心肺转流技术的扩展和延长应用，用以治疗威胁生命的呼吸衰竭已有 20 多年。初期的心肺转流用鼓泡式氧合器，它存在血与气的直接接触，这种装置至今仍在心脏手术中应用,其优点是操作迅速、方便,缺点是有一个血-气界面,对红细胞、血小板、血浆蛋白等血液成分会产生破坏,使用时间超过数小时,可能发生溶血、血小板减少、血浆蛋白变性。

1960—1970 年,膜式氧合器出现。1965—1975 年,抗凝控制技术完善,这使心肺转流技术的延长使用成为可能,膜式氧合器以半透膜将血-气相分开,保护了红细胞、血小板,使 ECMO 可能较长时间安全运行。随着 ECMO 的发展和演变,ECMO 使用时间由最初几个小时到能支持几天甚至几个星期。应用范围从最初的心脏手术后的循环支持,发展到对新生儿先天性肺部疾病以及急性呼吸窘迫综合征(acute respiratory distress syndrome,ARDS)的支持。

1976 年 Bartlett 首次成功将 ECMO 应用于 1 例新生儿呼吸衰竭并取得成功,大大鼓舞了从事 ECMO 工作者的信心。此后,ECMO 在新生儿呼吸衰竭治疗中的应用稳步增长,被认为是新生儿严重呼吸窘迫的一种标准救治方法。随后其适应证不断扩大,已成为常规治疗方法无效时挽救成人和儿童严重心肺功能障碍的必要措施。

2020 年,一场新型冠状病毒肺炎疫情,让 ECMO 走进大众视野。2020 年 1 月 22 日,武汉大学中南医院首次使用 ECMO 成功救治了一位重症新型冠状病毒肺炎患者,ECMO 技术引发大家关注。随着疫情逐渐扩散至全球,2020 年 3 月 13 日世界卫生组织发布新型冠状病毒肺炎治疗指南,其中提到对于难治性低氧血症应考虑使用 ECMO。国家卫健委、国家中医药管理局在《新型冠状病毒感染的肺炎诊疗方案》中也进一步强调,对于严重 ARDS 患儿,应考虑俯卧位通气,甚至使用 ECMO。

随着 ECMO 的发展和进步,其适应证也更加广泛,已在诸多疾病中应用,如暴发性心肌炎、心脏骤停、ARDS 等。应用 ECMO 的患者日益增多,如何更好地提高 ECMO 患者生存质量尤为重要。

第二节 ECMO 在儿科的应用现状与发展趋势

20 世纪 60 年代 ECMO 首先在国外应用于临床,20 世纪末在我国临床上开始成功实施,并取得了很好的效果。近年来,随着新生儿救治的三大技术,包括高频通气、一氧化氮吸入及肺泡表面活性物质的应用,新生儿 ECMO 的使用明显减少。儿童 ECMO 则保持着相对稳定的发展。

体外生命支持组织(extracorporeal life support organization,ELSO)在 2020 年 7 月的统计数据显示,全球共开展 ECMO 133 371 例,其中儿童开展 28 471 例:循环 12 836 例、呼吸 10 549 例、儿童体外心肺复苏(extracorporeal cardiopulmonary resuscitation,ECPR)5 086 例;新生儿开展 44 007 例:循环 8 993 例、呼吸 32 934 例、ECPR 2 080 例。我国 2020 年 ECMO 住院患儿中,接受 ECMO 辅助的新生儿共 192 例,医嘱离院 56.2%;儿童共 198 例,医嘱离院 57.7%。与 ELSO 统计数据相比,国内 ECMO 辅助的总体撤机率与术后存活率逐步接近国际水平,但部分中心的诊疗水平、新生儿应用规模及临床结局与国际水平尚有差距。我国已开展 ECMO 技术的医院(儿科)有 23 家,包含三甲专科儿童医院和三甲综合医院的儿科。越来越多的呼吸衰竭、循环衰竭的患儿从该技术中获益。

一、ECMO 在儿童重症疾病中的应用

目前 ECMO 对于儿童仍主要应用于常规治疗无效的循环和 / 或呼吸衰竭。

（一）呼吸系统应用

对于严重呼吸衰竭且病因可逆的儿童，在常规机械通气等综合性治疗后，仍存在氧合衰竭和 / 或通气衰竭时可使用 ECMO 治疗，以减轻严重肺损伤。

1. 氧合衰竭　儿童氧合衰竭的原因通常是因为肺部炎症等导致肺泡与毛细血管间气体交换障碍。急性呼吸衰竭、哮喘持续状态、气道梗阻性疾病、肺出血、气道手术的术前支持、严重气漏、肺移植前的过渡、气道烧灼伤等，在适当情况下均可使用 ECMO 支持，早期使用该技术能改善患儿预后。在临床工作中，常用改良氧合指数（oxygenindex，OI）和氧合指数（动脉血氧分压 / 吸入氧体积分数）来判定氧合衰竭情况。OI 多用于新生儿，儿童 OI 和氧合指数均可使用，但确切的使用时机并不明确。新生儿常用 OI > 40 作为启动 ECMO 支持的指标，儿童 ECMO 尚无公认的干预时机，可在 OI、氧合指数的基础上，整合肺泡动脉氧差、肺损伤评分等进行综合考量。

2. 通气衰竭　新生儿 ECMO 辅助的标准为除外其他可逆性因素和基础肺疾病的影响，二氧化碳分压（$PaCO_2$）> 90mmHg，持续 3 小时以上。其他指标，如在较高呼吸机参数下仍存在二氧化碳潴留导致的持续血液酸碱值（pH）< 7.0。ELSO 的年度数据显示，儿童因呼吸衰竭使用 ECMO 的总体救治成功率约为 60%。24 小时血乳酸、pH、呼吸机气道压和吸入气中氧浓度分数（fraction of inspire O_2，FiO_2）未达到正常或下降，将导致生存率下降。

（二）循环系统应用

循环的适应证为心脏手术相关和非心脏手术相关指征。与心脏手术相关指征包括术前稳定、术后体外循环无法撤离、术后低心排综合征和心脏骤停。非心脏手术相关指征包括心脏骤停、暴发性心肌炎、肺动脉高压、顽固性心律失常和其他形式的休克，如脓毒症或川崎病。

儿童循环系统疾病使用 ECMO 的时机并不完全明确，参考 2017 年 ELSO 更新的儿童循环衰竭使用 ECMO 的适应证：使用 2 种或 2 种以上强心药物或缩血管药物，且最大剂量维持下仍存在低血压；最大剂量药物维持下，低心排伴中心静脉氧饱和度 <50%；最大剂量药物维持下或液体复苏后，低心排伴血乳酸持续 >4mmol/L 或呈升高趋势。临床上还存在通过计算血管活性药物指数来指导 ECMO 的启动。

（三）其他疾病应用

对于严重感染的患儿，ECMO 的使用一度被认为是禁忌证，原因是 ECMO 置管等操作可能会导致感染扩散。但 2012 年《严重脓毒症和脓毒症休克指南》中提出，对于常规治疗无效的难治性儿科脓毒症休克建议使用 ECMO 治疗。ECMO 稳定血流动力学，最大限度地提供氧输送，防止或减轻多器官衰竭。并且由于 ECMO 的无菌操作和管理的不断进步，使得临床医生有理由认为 ECMO 对危重症患儿的益处超过了可能导致的进一步感染风险。虽然严重免疫缺陷曾被认为是 ECMO 的绝对禁忌证，但现在则可以综合预期的中性粒细胞减少持续时间、其他器官衰竭和最终癌症预后等问题决定是否给予此类儿童行 ECMO 治疗，不是绝对禁忌。

ECMO 也是对危重症患儿在生命体征不稳定但需要进行紧急有创操作或手术的保障。对于恶性快速性心律失常或缓慢性心律失常的患儿，采用优化药物治疗的同时，ECMO 既可以对心源性休克提供支持，也能更安全地保障导管消融或起搏器植入。ECMO 也被认为是复杂气道手术和肺动脉吊带修复术中体外循环的安全替代方法。此外，ECMO 也可作为慢性心肺衰竭患儿进行器官移植的桥梁，以及在判定脑死亡或心死亡后器官捐献者的心肺支持。

二、促进我国 ECMO 在儿科发展的建议

（一）推动中国儿童体外生命技术体系建设

与发达国家相比，我国儿童体外生命支持技术体系建设相对滞后，开展 ECMO 的中心或医院的技术流程、规章制度等存在差异。鉴于此，中国医师协会体外生命支持委员会于 2018 年建立儿科学组，于国际联合制定统一教材，开展儿童 ECMO 同质化培训，以推动儿科领域体外生命支持的发展。

（二）完善医院内协作机制

ECMO 技术需多学科团队合作，临床上大部分儿科 ECMO 的插管操作需要心血管外科医生的支持，同时还涉及重症、胸外、体外循环、麻醉、护理等相关专业。一个协作型团队是 ECMO 成功的关键，团队成员需分工明确、各司其职、高效配合。

（三）加强全方位系统培训

ECMO 是一项高投入、高难度的治疗技术，对于管理团队的综合技术和协作能力要求极高。组建一支成熟、经验丰富的 ECMO 团队不仅仅是硬件上的支持，更需要不断学习、培训以及实践经验积累。通过定期学习班对相关人员进行系统培训与考核，特别是 ECMO 的模拟培训可仿真临床实际情况，使学员迅速掌握 ECMO 技术。

三、ECMO 的发展趋势

儿童 ECMO 病例数相对较少，而且由于儿童生长发育快，病例间的个体差异又比成人大，因此至今没有很好的儿童 ECMO 临床指南来指导实践，这对应用该技术的医务人员提出了更高的要求，必须有坚实的理论知识和实践操作能力，方能够充分发挥该技术的作用。

参与 ECMO 技术的人员，应当致力于 ECMO 相关病例数据的收集和共享，通过不断发展的大数据技术，尽早总结儿童 ECMO 使用经验，制定相应指南，完善医疗常规，使 ECMO 治疗更加规范，使更多患儿获益。

近年来提出的一种新的 ECMO 应用策略：清醒 ECMO（awake ECMO），指 ECMO 在没有气管插管、清醒和能够自主呼吸患儿中的应用。因为它避免了很多与镇静、气管插管和机械通气相关的副作用，提高患儿的生存质量，加速康复等诸多优点。清醒 ECMO 在儿童的应用存在巨大挑战。

在使用 ECMO 技术的同时，医务人员还必须考虑到该技术可能带来的不良效果。ECMO 技术是把双刃剑，在救治患儿的同时，也会引起全身炎症反应，破坏机体正常凝血机制，可能产生多种并发症及后遗症。有些并发症直接导致患儿死亡，而后遗症会影响患儿及其家人的生活质量，特别是神经系统并发症。医务人员应慎重使用 ECMO 技术以及在使用过程中要选择周全的治疗方式，尽可能避免后遗症。此外，ECMO 技术是一种比较基础的替代心和 / 或肺功能的人工脏器技术。这一技术至今已经发挥了很大作用，但是由于其自身天然存在的缺陷，今后可能会被更加先进的技术所替代，包括其使用的材料、相应的治疗方法甚至治疗理念也有可能被更新。希望将来理想的人工心脏或者人工肺,应当是既能满足人体生理的需求,同时又不会引起过多的并发症、后遗症。这不仅需要医务人员的努力,也需要相关材料、机械、药物等各方面专家的共同努力。

总之,儿童 ECMO 技术在国内虽然已经有了一定的发展和使用数量,但发展还不成熟。我们应当充分认识到 ECMO 技术的优势和不足,不断提升临床救治水平,在恰当的时机对合适的患儿使用 ECMO 技术,使之最大程度造福患儿。

第三节 ECMO 概述

一、ECMO 工作原理

ECMO 工作原理是将静脉血从体内引流到体外,经膜式氧合器氧合及二氧化碳排出后再用离心泵将血液注入体内,承担气体交换和血液循环的功能,为心、肺功能的恢复赢得宝贵时间。

二、ECMO 类型

根据插管入径以及对循环和 / 或呼吸支持的方式,将 ECMO 分为静脉 - 动脉体外膜肺氧合(veno arterial ECMO,VA-ECMO)及静脉 - 静脉体外膜肺氧合(veno-venous ECMO,VV-ECMO),另外,有在 VV-ECMO 基础上发展出的静脉 - 动脉 - 静脉体外膜肺氧合(veno arterial veno ECMO,VAV-ECMO)和体外 CO_2 清除的动静脉血体外膜肺氧合。VA-ECMO 与 VV-ECMO 的比较见表 1-1。

表 1-1 VA-ECMO 与 VV-ECMO 的比较

	VA-ECMO	VV-ECMO
插管位置	颈内静脉、右心房、股静脉、右颈动脉、腋动脉、股动脉或主动脉	单根颈内静脉、颈 - 股静脉、颈 - 颈静脉、大隐 - 大隐静脉、单独右心房
可获得的动脉氧分压（PaO$_2$）	60～150mmHg	45～80mmHg
氧合指标	混合静脉氧饱和度、氧分压、氧耗	脑静脉氧饱和度、跨膜氧分压差、PaO$_2$、膜前氧饱和度
心脏影响	减少前负荷，增加后负荷、静脉压波动、脉压低、冠脉血来自左心室血、可能心脏"顿抑"	几乎无影响、静脉压和脉压无变化、增加冠脉血的氧合、降低右室后负荷
氧供能力	高	适度，增加头侧引流会提高
循环支持	部分或完全支持	无直接支持，但改善冠脉和肺血的氧合，增加心排血量
对肺循环的作用	适度或明显减少	不变或改善肺血氧合
由右向左分流	降低主动脉血饱和度	增加主动脉血饱和度
由左向右分流	可能肺充血或体循环低血压	可能肺充血或体循环低血压
再循环	无	影响氧供的主要因素

（一）静脉 - 动脉体外膜肺氧合

静脉 - 动脉体外膜肺氧合是各种急性双心室功能衰竭合并呼吸功能衰竭患儿的首选治疗方法，也是心脏骤停患儿的抢救性辅助治疗手段。静脉端引流导管入径为静脉，动脉端导管入径为大动脉。静脉端引流导管从近心大静脉或由心房引流血液经过膜肺氧合后再通过血液泵经动脉端导管回输到主动脉,从而在主动脉内形成血压、血流,维持全身重要脏器的灌注。

主要适应证包括:各种原因(包括心脏外科术后、暴发性心肌炎、心脏介入治疗突发事件、等待心脏移植、长期慢性心力衰竭患儿急性失代偿、中毒、溺水等)引起的心脏骤停或心源性休克;急性右心功能衰竭:急性大面积肺栓塞、心脏移植术后合并右心功能不全、接受左心室辅助装置出现急性右心衰竭、严重呼吸衰竭引发的急性肺源性心脏病;顽固性室性心律失常。

(二)静脉 - 静脉体外膜肺氧合

静脉 - 静脉体外膜肺氧合是各种原因所致的急性呼吸衰竭患儿的首选治疗方法,动静脉端的插管入径均为静脉。静脉端引流导管尖端一般位于下腔静脉,动脉端尖端位于右心房或近心房大静脉,以便经膜肺氧合后的血液回流至心脏。由于本模式对心脏无支持作用,因此,应用本模式的前提是心泵功能良好。

主要适应证包括:ARDS、重症肺炎、支气管哮喘、肺栓塞、大气道阻塞等原因引起的严重急性呼吸衰竭。

三、ECMO 的禁忌证

绝对禁忌证:①致命的染色体异常,严重的不可逆脑损伤;②胎龄 <32 周和 / 或体质量(< 1.5kg)极低;③无法控制的出血和慢性、恶性疾病终末期。

相对禁忌证:①持续进展的退化性系统性疾病;②有抗凝禁忌、凝血异常、严重出血者;③现存多脏器功能衰竭;

④终末期疾病；⑤机械通气＞7～10 日；⑥主动脉夹层；⑦不易矫正的先天性心脏畸形；⑧心脏骤停时间超过 30 分钟。

ECMO 是近年来新开展的一项救治终末期心肺功能衰竭患儿的高新技术，该技术可为严重循环、呼吸衰竭的患儿提供稳定循环血量及氧供，使心、脑、肺等重要脏器的功能逐渐恢复。我国 ECMO 技术的应用呈迅速发展的趋势，开始应用于体外心肺复苏、儿童及成人危重症、中毒抢救、烧伤等领域。ECMO 专科护士要在工作中不断积累实践经验，熟练急救流程，掌握适应证和禁忌证，制定科学的 ECMO 护理常规和标准化的护理流程。

第二章

ECMO 建立

ELSO 推荐 ECMO 适用于几乎所有需要紧急心肺功能辅助的生命支持，从而为进一步诊断和治疗赢得宝贵时间。一旦确定患儿需要 ECMO 支持治疗，ECMO 建立的系统程序就需要付诸实施。之所以称其为系统程序，是因为 ECMO 的建立、管理、撤离均涉及多学科、多部门间的团队合作。

第一节 物品与药品准备

ECMO 的设备大部分来自体外循环的设备，其组成部分包括替代循环系统动力部分之驱动泵（血液泵）、替代呼吸系统功能之气体交换装置（氧合器）、替代循环系统回路之动、静脉导管及管路、气体与氧气混合调节器、加热器、各种血液参数监测器与其他附加装置。

一、驱动泵

驱动泵代替心脏的泵血功能，为血液在循环管路中流动提供动力。目前临床上用于 ECMO 的驱动泵主要有两类，即滚轴泵和离心泵。

滚轴泵由泵头、血囊、泵管组成。泵头分滚轮压轴和泵槽两大部分。泵管放入泵槽中，通过滚轮压轴对泵管外壁的滚动方向挤压，推动管内的液体向一定方向流动。血囊有静脉血液储存功能，并保持着重力差，可将静脉血引流出来。泵管将血液向前推进，滚轮的前面是正压，后面是负压。

离心泵由电机和泵头组成。在泵头的圆心和圆周部各开一个孔。当其内圆锥部高速转动时，圆心中央部分为负压，可将血液吸入，而圆周部为正压，可将血液甩出。离心泵的转子与电机用导线连接，可进行远距离操作。泵头内采用了肝素结合技术，生物兼容性好。控制部分采用计算机技术，可对自身状态进行检测，一旦出现问题，及时报警并出现提示信息以利调整，且所有离心泵都有流量、转速两个窗口同时显示。为了预防意外断电，有些离心泵还备有内部电池，在断电时能在5L/min流量下工作近30分钟。为了使灌注更接近生理，依靠微处理机控制电机在高速和低速交替运转而使血流形成脉冲，离心泵还可进行搏动灌注。

与滚轴泵相比，离心泵驱动一定量的血液所需的动力较少。另外，通常不会产生过大的负压而造成血液气泡，也不会产生过大的正压。而且离心泵能捕获少量气体，使其留在泵头中。虽然离心泵不会产生过大的负压或正压，增强了其安全性，但任何导致流出阻力增加的情况，如体循环血管阻力或血压上升、动脉插管扭折、患儿翻转时压迫胸腔等都会减少回流到患儿的血流量。此外，在低流量时，相比滚轴泵，离心泵的高转速和产生的热量可能会导致溶血增加。

二、氧合器

氧合器即气体交换装置，有氧气交换、二氧化碳排出与血液温度调节功能。根据其制造材质可分为两大类：硅胶膜氧合器与中空纤维氧合器。

1. 硅胶膜氧合器　硅胶膜缠绕在聚碳酸酯核心外面，装在硅胶套筒内。血流从一端通过，与另一端反方向通过的气体进行交换，使气体交换面积最大化，因此气体交换效率很高。

2. 中空纤维氧合器　临床上经常应用有孔型模式氧合器，选用聚四氟乙烯、聚丙烯为原料，该材料组织相容性好，气体交换能力强。

三、管路

ECMO 管路的内径尺寸：新生儿 1/4in、儿童 3/8in。每个 ECMO 中心可能会设计更符合本单位需求和习惯的 ECMO 管路，都应遵循以下原则：①管路尽量短：管路中的阻力与长度成正比，而且管路越长，血液与异物接触的表面积越大、预充液体总量和热量损失越多；②接头尽量少：管路中每一个接头处都有可能产生湍流，而湍流的部位容易导致血栓形成和红细胞破坏；③接头要牢靠：目前多用化学方法密封，减少高压情况下接头脱落的可能性。

目前 ECMO 管路产品大致分为肝素涂层和非肝素涂层技术两大类。①肝素涂层技术：Duraflo Ⅱ涂层、Carmeda Bioactive Surface 涂层、Biolinc Coating 涂层、Corline 涂层、Trilium Biopassive Surface 涂层。②非肝素涂层技术：X 涂层、Mimesys 涂层、SMARxT 涂层、Safeline 涂层、Softline 涂层。

四、插管

ECMO 插管是提供理想 ECMO 流量的主要限制因素之一。血流阻力随插管内径减小而增加，因此为了确保足够的血流量，要放置尽可能粗的插管。通常泵的流量应保持在 $60\sim120ml/(kg\cdot min)$，插管太小则不能提供足够的支持。插管规格以法制单位（F）来表示，表明了插管的外径。此外，管壁厚度和插管的长度也必须考虑。静脉插管末端和侧面都有孔，即使末端堵塞血流也可通过。动脉插管只有末端孔，以防止动脉损伤。

五、变温装置

ECMO 的治疗目的是持续生命支持，长期低体温会导致许多并发症，因此一般需变温装置，具体包括热交换器和变温水箱。

热交换器：由于血液在管路流动过程中会丢失很多热量，故所有的 ECMO 系统都有一个热交换器，整合于氧气合器中。若置于氧合器后，则还可作为气泡俘获器。ECMO 的热交换器是不锈钢管外包裹一个透明、中空的聚碳酸酯壳。血液在不锈钢管内流动，管外 37～40℃的热水与血流相向而行，为血液充分加温。一般可将流经热交换器的血液加热至略高于体温，上限约为 42℃，以避免溶血和气泡形成。另外，管外的水流必须为低压，保证即使热交换器一旦出现破漏，管道外的水也不会进入血液，而是血液向外渗漏。

普通变温水箱无自动降温、复温功能，仅有加温和泵水作用，可将冰水、温水或非加温水快速泵至热交换器内。有 4 个温度挡：30℃、38℃、40℃、42℃，可根据需要而选择。温度控制器在加热至 42℃时能自动停泵和停止加热，超温报警灯亮，以防血液温度过高造成严重后果。降温时则需往水箱内加冰块。

全自动变温水箱具有自动制冷、制冰、加温、温度显示及温控报警功能。此类水箱体积大、不易搬动、变温能力强。控制单元可显示 3 个不同的温度值，即：①预设的温度值，该数值可根据需要而调节;②水温有加热或制冷状态指示;③患儿体温。该控制单元还具有报警功能,当温度过高时,加热部分自动关机,制冷部分开动,通过冷热水的混合以达到所需要的温度。

六、监测系统

ECMO 的附加设备包括监测器和安全设备。ECMO 的任一组件失灵都会导致患儿生命危险。所以监测 ECMO 系统,不单是监测功能是否恰当,还要监测是否有失灵征象。

血气分析与氧饱和度监测器:ECMO 系统能通过血气分析与氧饱和度监测器持续监测动、静脉血液的 pH、氧饱和度、氧分压和二氧化碳分压等。血液中氧气和二氧化碳的分压反映了泵流量、氧合器功能和患儿状态,也是评判 ECMO 支持治疗效果的重要指标。ECMO 系统中 PaO_2、$PaCO_2$ 和氧饱和度直接反映气体交换装置的功能,同时也能间接反映患儿的心肺功能。静脉血氧饱和度直接反映氧气输送的有效性、患儿氧耗状况与肺脏功能。

流量测定装置:超声流量测定装置可以精确测定泵的流量,尤其是在 ECMO 系统中有旁路,如血液过滤装置时非常有用。其原理是通过超声透过时间来测定血流的体积。血流管路穿过能产生超声波束的感测器,根据液体的流动得出超声波从一个感测器穿行到另一个感测器的精确时间,然后计算出流量显示于流量表上。

气泡探测器:ECMO 是一个密闭系统,若空气进入将会产生严重后果,尤其是在 VA-ECMO 模式中,空气会进入动脉系统,导致心脑动脉血管的栓塞。气泡探测器常使用超声或红外技术。超声感测器可检测出最少 300~600μL 的气泡,但快速输入不同密度的液体(如血小板)也会触发报警。红外感受器能检测出最少 500μL 的气泡。

压力监测器:正压监测器监测进出气体交换装置的压力与压力差,以了解患儿血容量多少、血压高低、动脉插管是否通畅、氧合器和循环管路中是否有血块。静脉引流不足会导致泵后管路负压过大,当负压 >30mmHg 容易造成溶血。因此负压监测器可监测静脉引流量和患儿血量是否足够,判断静脉插管位置是否正确。

其他监测器:血液温度监测器监测进入患儿体内前血液温度,从而得知变温器效能;血液逆流监测器是一种阻止ECMO 动力泵无法转动时,患儿血液经动脉插管逆流至静脉插管的安全装置;游离血红素监测器监测溶血程度,可作为更换氧合器指标;ACT 监测仪监测血液肝素化的抗凝程度,判断是否需要追加肝素;TEG 监测仪监测患儿凝血功能,包括纤维酶原形成、血块形成、血块稳定、血小板功能及溶解血块功能。

七、其他

ECMO 器械专用包、独立的电源接线板、各类镇静药和抢救用药、肝素等。

第二节 职责与分工

ECMO 作为一项系统工程,涉及多学科、多部门间的紧密合作,是现代医学危重症治疗中团队合作最全面、系统要求最高的治疗措施。各部门相关人员需非常明确自己在ECMO 期间所肩负的职责,各司其职。唯有如此才能够确保

ECMO 的建立、运行和管理顺利进行,避免意外情况的发生,从而提高危重患儿的脱机率和远期生存率。

一、器械护士辅助外科医生完成手术操作

ECMO 的建立需要在高级别的无菌环境下完成,通常手术室是首选安装场所。手术器械及所需消耗材料应该由手术室护士准备好,以便紧急之需。紧急 ECMO 建立期间,2 位器械护士即可为外科医师手术操作提供服务与保障。另外,重症监护室(intensive care unit,ICU)内的 ECMO 紧急建立也越来越常规,需要训练有素的 ECMO 团队支持。护士需在短时间内备好开展紧急床旁手术的设备,并充当器械护士,完成各项流程,辅助外科医生建立 ECMO。

二、ICU 医护人员职责

无论在手术室还是在 ICU 建立 ECMO,ICU 医护人员均需要做好接诊和管理患儿的准备。包括呼吸机及监护设备调试、床位空间的安排、急救药物及血液制品的准备、可能需要的床旁辅助检查等。尤其是在床旁紧急建立 ECMO 过程中担当起维持循环、呼吸功能的重要角色,包括面罩加压给氧、气管插管、胸外按压等紧急复苏措施。

第三节 评估与安装

一、评估

全面熟悉患儿既往病史及现病史,根据当前检查结果和临床表现,进一步明确诊断。评估患儿的心功能分级、心室

功能状态、心脏节律、有无心律失常病史、心脏形态、大小及是否存在病变;评估肺内病变严重程度、是否有胸腔或心包腔积液;评估患儿病情的变化趋势及目前药物治疗效果。

心脏彩超或术中食管超声可以及时准确判定心脏功能及形态方面的改变。血气指标可以反映机体循环状态和内环境情况,连续性血气监测有助于判定全身循环的变化趋势。血气结果进行性恶化、血液乳酸持续升高是循环不能维持、氧供需不平衡的可靠指标。ECMO 前需注意监测患儿的肝、肾功能,胆红素浓度过高对中空纤维材料有一定的破坏作用,不利于中空纤维型氧合器的长期使用。ECMO 支持期间通常伴有红细胞的破坏,游离血红蛋白过多容易在酸性环境下形成结晶而堵塞肾小管,加剧肾脏损伤。

二、安装

需要 2 名经验丰富的体外循环医生或灌注师来负责并完成。确定 ECMO 辅助支持后选择辅助类型,即 VA-ECMO 或 VV-ECMO。VA-ECMO 通常选择右心房 - 升主动脉、股静脉 - 右心房 - 股动脉、颈静脉 - 右心房 - 无名动脉等通路建立 ECMO。VV-ECMO 常选择颈内静脉与股静脉建立连接,也可选择双腔管,经颈内静脉到达右心房。

根据患儿体重及病变情况选择 ECMO 插管类型及型号大小。不同体重的患儿行 VV-ECMO 时,应选择的插管管径大小见表 2-1。VA-ECMO 若经右心房 - 升主动脉建立,需选择较粗的动静脉插管,以保证充分的静脉引流和较低的动脉插管阻力,减少血液破坏。通常股动静脉插管受到动静脉粗细的影响,往往选择较细的型号,股静脉插管需要向上延伸至右心房,以确保 ECMO 期间的静脉引流。动脉插管应选择薄壁腔大的进口。由于低体重患儿股动静脉置管的难度大，体重在 15kg 以下的患儿建议在行 VA-ECMO 时选择右心房 - 升主动脉。体重大的患儿选择股动脉、股静脉插管，从而尽量减少并发症和出血的风险。

表 2-1 VV-ECMO 插管管径大小 (根据患儿体重)

体重 /kg	静脉引流(右颈内静脉 / 头侧插管 / 股静脉)	静脉供血管非双腔管（右颈内静脉 / 股静脉）	附加静脉引流管（如需要）
2～3	12F 双腔	不适用	10F 头侧（动脉插管）
3.1～6.5	14～15F 双腔	不适用	10～12F 头侧（动脉插管）
6.6～12	18F 双腔	14F	14F 头侧（动脉插管）
12.1～15	18F 双腔 + 附加引流	15F	15～17F 头侧或股静脉
15.1～20	18F 双腔 + 附加引流 21F	15～17F	19F 头侧或股静脉
20.1～30	21～23F 双腔	17～19F	19～21F 头侧或股静脉
30.1～60	23～27F 双腔	19F	21～23F 股静脉
>60	27～29F 双腔	21F	23F 股静脉

注：插管选择根据 Egleston 的 Atlanta 儿童医院的标准选择，此表仅供参考。双腔插管同时提供引流和供血。头侧插管置于右颈内静脉。动脉插管类型为头侧使用。

第四节 置管配合

一、术前准备

环境准备：一般多在 ICU、手术室等，呼吸机辅助通气基础上置管。

患儿准备：给予充分镇痛、镇静和肌松处理。

器械准备：ECMO 设备及器械专用包。

特殊药物准备：备好肝素钠与 1% 利多卡因。

二、体位准备

颈总动脉、颈内静脉插管体位：患儿仰卧位，头偏向左侧并后倾。使用肩垫垫高肩部，舒展颈部皮肤，将手术野充分展开。特别注意气管插管的位置，以防在操作过程中出现气管插管打折、脱出等意外。

股动脉、股静脉插管体位：患儿仰卧位，暴露右侧腹股沟区，并做会阴部皮肤备皮处理。右侧大腿根部放一个臀垫，以垫高臀部、舒展腹股沟部皮肤，将手术野充分展开。特别注意右侧大腿伸直。

三、消毒范围

颈总动脉、颈内静脉插管：上缘至右侧面部、下至前正中胸部，左、右至颈部两侧后方。

股动脉、股静脉插管：上缘至脐水平，下至右侧大腿膝部，左、右至大腿两侧后方。

第三章

ECMO 期间的管理

ECMO 的管理是一项复杂、长时间的工作，其预后与临床救治经验、护理管理水平及 ECMO 团队息息相关。在 ECMO 支持前后，均需要灌注师、医生、护士、药师、营养师和其他相关人员的密切配合，其管理过程可分为开始、支持和结束阶段。

第一节　ECMO 支持前的护理

当患儿决定行 ECMO 辅助时，就要进行充分且快速的准备，包括人员、物品、环境、设备等。

一、患儿和家属的准备

向家属解释患儿病情、行 ECMO 治疗的必要性和紧迫性及 ECMO 的相关知识及经济费用，取得家属的理解及配合。对置管部位进行消毒备皮。对患儿进行体位管理，充分暴露手术野。

二、环境准备

以空间最大化为原则，预留 ECMO、呼吸机等大型辅助设备的位置。选择空间大于 $20cm^2$ 的层流病房。

三、ECMO 相关设备及耗材准备

备好离心泵、离心泵紧急手摇驱动装置、氧合器、变温水箱、空气 - 氧气混合调节器、ACT 监测仪、APTT 监测仪、动态血气分析机、注射泵、床旁超声、X 线拍片机等、ECMO 动静脉插管(根据患儿的情况选择合适的型号)、ACT 试管、APTT 试管等。备好 ECMO 预充液:生理盐水、羟乙基淀粉氯化钠注射液、乳酸林格液等,特殊情况选择血制品等。备好穿刺所需物品:无菌专用动静脉穿刺插管包、ECMO 专用器械包等。

四、静脉通路准备

建立 3 个以上静脉通路,血管活性药物单独通路输注;预留给药通道连接延长管,方便术中给药;所有输液管路标识明确,管路走向顺畅,避免影响铺巾和操作。ECMO 专科护理团队协助医生留置中心静脉压及动脉测压通路。

五、药品准备

备好肌松剂、镇静剂、肝素和其他抢救药品。

六、气道准备

充分吸引后,妥善固定气管插管。

七、快速启动 ECMO 团队

ECMO 团队应包括心血管外科医生、灌注师、ICU 医护人员、手术室团队、B 超室医生、放射科医生及 ECMO 专科护理团队等。

第二节 ECMO 支持期间的护理

一、血流动力学监测

血流动力学监测已经成为危重患儿不可缺少的监测手段，能够为临床诊断、治疗、预后提供及时、准确的数据。在 VA-ECMO 治疗期间，血流动力学不稳定尤为突出，需要给予严密监测及治疗。

（一）对心功能、有效血容量、外周血管阻力的评估

1. 有创动脉血压（invasive bloodb pressure，IBP） IBP 是 ECMO 运行中血流动力学监测的最基本指标。ECMO 期间动脉波形的细微改变直接反映了自体心脏做功的实际情况。无论离心泵还是滚轴泵，IBP 表现为 ECMO 提供的持续性平流灌注压。此外，有创动脉血压监测可以监测平均动脉压（mean arterialpressure，MAP）和脉压。MAP 是组织灌注压的重要参数，是决定组织血流最主要的决定因素之一。VA-ECMO 辅助时，患儿的血流来自 ECMO 和心脏两个部分，而 VA-ECMO 在主动脉内提供逆向血流，ECMO 流量的提高会使 MAP 增加。随着辅助流量增加，会进一步加重左心后负荷抑制心脏泵血，使左心室舒张末压力增高，左心室室壁张力增加，出现左心室扩张或肺水肿。因此，理想的 MAP 应控制在合适的范围，对于接受 VA-ECMO 支持的患儿，维持在 50～60mmHg 即可，既满足组织灌注又不造成左心负荷过重。脉压是 ECMO 支持期间和撤机时心脏收缩力的反映，脉压的降低可能意味着左室心排血量的减少。

2. 中心静脉压（central venouspressure，CVP） CVP 波

形随心动周期变化而改变。通过 CVP 波形可以了解右心室功能,当出现"大炮波"时,应考虑右心室功能不全。如果置管过深,中心静脉开口进入右心室时,可出现真正的右室波形,这时应回撤导管到右心房或腔静脉。

3. 左房压、右心室压力、肺动脉压力、肺毛细血管楔压 左心室功能的改变可以通过二尖瓣传导到左心房,准确可靠的左房压(left arterial pressure,LAP)可以直接反映左心室的功能改变。而且 ECMO 支持期间可通过 LAP 来判定患儿有效血容量,防止左心系统前负荷过重,不利于心脏休息和功能恢复。右心室压力(right ventricular pressure,RVP)的血流动力学包括收缩期压力和舒张期压力。正常右心室收缩压为 15~30mmHg,平均 25mmHg,舒张压接近零水平。低心排综合征、低血容量、心律失常、心脏压塞等会导致右心室收缩压降低。

肺动脉压力(pulmonary artery pressure,PAP)反映右侧心腔和血管的压力变化,正常肺动脉收缩压 20~30mmHg,等于右心室收缩压;肺动脉舒张压 8~12mmHg,等于左心室舒张末压。

肺毛细血管楔压(pulmonary capillary wedge pressure,PCWP)可以直接反映左心房压力并提供左心室舒张期二尖瓣开放时的压力情况,正常 PCWP 为 4~12mmHg。肺动脉导管(pulmonary artery catheter,PAC)也被称为 Swan-Ganz 导管,是获得左心房压力、右心室压力、肺动脉压力和肺毛细血管楔压的有效方法。

4. 心脏泵功能的监测 在 VA-ECMO 中,逆行主动脉血流会与左心室射血对抗,闭合的主动脉瓣最终会导致左心室膨胀和血栓形成。因此患儿应每日行心脏超声检查,以评估心脏的结构、功能。

（二）灌注指标的评估

1. 反映组织灌注的一般指标 全身灌注指标包括：心率、血压、经皮血氧饱和度、尿量、皮肤温度、颜色、毛细血管充盈时间、血乳酸、混合静脉血氧饱和度等。局部灌注指标中，脑灌注的评估可以通过意识状态、经颅多普勒、脑静脉血氧饱和度、近红外光谱技术进行监测；心肌灌注的评估可以通过心功能、心肌酶、冠状动脉造影、超声造影进行监测；肾灌注可通过尿量、超声、超声造影进行监测；胃肠道灌注可以连续监测局部环境 pH。

2. 无氧代谢指标 乳酸是人体代谢过程中的一种重要中间产物，与糖、脂类、蛋白质代谢以及细胞内的能量代谢关系密切。缺氧是乳酸增加的重要原因。有研究发现 ECMO 前动脉血乳酸水平与 ECMO 预后生存率呈负相关，乳酸浓度越高，生存率越低。ECMO 期间随着循环呼吸功能的不断改善，乳酸水平将逐渐下降。若 ECMO 辅助期间，乳酸持续上升，需格外注意，在排除高血糖导致的高乳酸外，往往提示循环状态恶化、组织循环灌注不良，需及时寻找原因并给予相应处理。

3. 氧供监测 行 ECMO 治疗的首要目的是为心肺减负，同时为重要脏器供应含氧丰富的动脉血，因此，必须保证血供的有效性和氧供的可靠性。膜肺出口端的动脉血标本 PaO_2 可以作为判定膜肺氧合能力的重要指标，通常在 200mmHg 以上，结合 ECMO 辅助流量的大小、患儿自身肺氧合能力及氧耗情况，可以评判 ECMO 期间氧供的充足与否。

（三）流量

保证器官组织正常的血流量和氧供是维护脏器功能和

细胞代谢的核心。但以往临床中缺乏流量指标监测,常用一些压力和容量指标对流量指标进行替代和解读,这容易导致在临床治疗中出现偏差。近年来,随着理念的转变,流量指标(每搏输出量、左心室输出道速度 - 时间积分等)已经成为血流动力学监测及治疗的核心和关键。ECMO 是通过足够的流量来辅助功能障碍的肺和心脏以保证足够的氧供,满足机体组织器官灌注的需要。因此保证合适、稳定的 ECMO 流量是 ECMO 治疗期间管理的关键环节。但需要注意的是,ECMO 的流量受到许多因素的影响,包括:离心泵转速、患儿容量和心功能状态、引流管长度和直径、管路是否打折、环路血栓、跨膜肺压力、全身血管阻力等因素。因此,需要根据各项参数指标,随时处理相应的影响因素,达到目标流量,从而满足组织灌注。

(四)微循环

微循环作为联系大循环和细胞间的桥梁,在改善组织灌注的过程中意义重大。当微循环丧失了对大循环的调节反应,即使大循环得以纠正也并不意味着组织代谢得到改善。临床中许多治疗手段(扩容、强心和血管活性药物等)均直接作用于大循环,进而影响微循环。通过各种血流动力学监测手段,可以判断出大循环的指标变化和治疗反应,但往往忽视了微循环的反应。随着正交光谱成像(orthogonal polarization spectral imaging,OPS)和旁流暗视野成像(side-stream dark field imaging,SDF)等无创床旁微循环监测技术的不断发展,应加强对大循环和微循环指标的有机结合和综合判断,评价干预措施的治疗效果。研究发现 ECMO 患儿初始的微循环状态是决定预后的影响因素之一,灌注血管密度、灌注血管比例、微血管流量指数等微循环指标相比乳酸、左心室射血分数等传统指标对预后的判断具有更高的敏感度和特异度。微循环评估还可用于指导 VA-ECMO 撤机,在撤离过程中 ECMO 流量下降 50% 时,微循环指标(总血管密度和灌注血管密度)的变化可以预测撤机是否能够成功,并且其预测能力要优于血乳酸等传统评估指标。

(五)心电图

心率、心律的改变对血流动力学的影响是最直接的,ECMO 期间,心电图改变可以反映心脏的电活动、机械活动、氧供、氧耗、做功状态的变化过程,同时也是判定 ECMO 支持效果的有效依据。

单纯且规律性的室性期前收缩是心脏负荷过重或心肌氧供不足的表现,是 ECMO 期间最常见、最容易发生的心律失常。持续时间过长的室性期前收缩对血流动力学有影响,需要通过药物治疗。室上性心动过速、短阵室速不仅是心肌病变的表现,而且对血流动力学影响严重,需立即终止。暴发性心肌炎患儿 ECMO 期间的严重心律失常主要是由于严重心肌病毒性病变造成,发生率较高,对药物不敏感,即使采用电复律后也很容易复发。此时唯一有效的方法就是在 ECMO 的有效辅助下等待心肌炎性病变的恢复。

ST-T 的改变反映冠脉血供及心肌病变情况。心脏疾患的患儿心肌或冠脉均存在一定程度的病变或损伤,因此 ECMO 期间 ST-T 的改变是很常见的。大多表现为 ST 段的压低和 T 波的倒置。随着 ECMO 有效辅助,伴随心脏功能的恢复,ST-T 的改变会不断减少,逐渐恢复正常。

二、抗凝管理

ECMO 最常见的并发症是管路内血栓形成或患儿体内血

栓和 / 或出血事件。此类并发症的发生直接与 ECMO 期间抗凝管理相关，也与患儿原发疾病、生理基础及对血液人工回路的反应有关。对于新生儿和婴幼儿，凝血系统发育不完善。新生儿血小板功能比成人低，早产儿血小板功能更不成熟，在抗凝血酶和纤溶系统等方面同成年人相比也存在差异。

ECMO 导致的系统性凝血功能异常是 ECMO 管理中的巨大挑战，把控血栓形成与出血并发症之间的动态平衡成为管理的重中之重，ECMO 抗凝管理只有全面地掌握凝血系统特点，灵活应用不同类型的抗凝剂，并结合临床正确分析各种抗凝监测结果，才能实现理想的抗凝管理，更好地服务于 ECMO 患儿。

（一）抗凝剂

1. 普通肝素　普通肝素是 ECMO 患儿使用最广泛的抗凝药物。其主要通过与血浆蛋白抗凝血酶形成复合物来发挥作用。肝素同时抑制 Xa 因子和凝血酶活性，从而阻止纤维蛋白交联形成血凝块。肝素会增加组织因子蛋白抑制剂从内皮中释放，抑制组织因子 - 活化Ⅶ因子复合物途径活化的凝血反应。血浆蛋白抗凝血酶缺乏会影响普通肝素的量效反应，在增加肝素用量时，应监测抗凝血酶的水平。在 ECMO 支持期间，注意观察患儿有无出血征象。除了出血的风险之外，极少数患儿还有发生肝素诱导血小板减少症（heparin induced thrombocytopenia，HIT）的风险，一旦发生，出现明显的肝素抵抗或血小板减少，可以用直接凝血酶抑制剂代替肝素进行抗凝管理。

2. 直接凝血酶抑制剂　比伐卢定和阿加曲班直接抑制凝血酶而不结合抗凝血酶。凝血酶抑制剂从维持剂量开始，逐渐加量致使患儿活化部分凝血活酶时间（activated partial

thromboplastin time，APTT）达到50～60秒，但该药物剂量和APTT范围来自文献推荐，而临床经验上更倾向于维持APTT 60～90秒。

（二）抗凝监测指标

1. 活化凝血时间（activated clotting time，ACT） ACT是一种快速、简单易行的床旁测试方法，仅需要一滴血样便可以测定全血的凝固时间，可用于指导普通肝素的使用剂量。其局限性在于不够精确，也无法有效区分凝血功能受损的具体原因。ACT目标值范围根据监测设备不同而有差异，并需要根据患儿出血情况、ECMO回路凝血状况及抗Xa水平进行动态调整。建议与肝素监测试验联合使用（如APTT或抗Xa试验）。这些测试之间没有相关性，但这种组合有助于在临床上将肝素抗凝效应与患儿的生理凝血状况、疾病本身和体外循环回路对凝血造成的影响区分开来。

2. APTT APTT因其简便、易行，通常用于滴定普通肝素剂量，也是直接凝血酶抑制剂滴定的首选监测参数。APTT测定的是在血标本中添加钙到形成血凝块之间的时间。然而，APTT的基线在儿科患儿中会延长（凝血系统尚在发育中），而急性期反应物会造成APTT缩短的假象。这限制了其在重症患儿抗凝滴定中的应用。因此，在儿童和ECMO患儿中APTT值和抗Xa值相关性较差。

3. 抗Xa因子效价试验 抗Xa因子效价试验测定普通肝素抗凝活性，但依赖于抗凝血酶水平。这是最可靠的肝素监测方法，但在溶血（血浆游离血红蛋白升高）和高胆红素血症的情况下可能会出现效价下降的假象。由于某些检测方法添加了外源性抗凝血酶或硫酸葡聚糖，可能会过度高估肝素的抗凝效应，因此了解这项检测的具体方法就显得相当重要。建议在没有添加外源性抗凝血酶的情况下进行测定,以准确评价肝素抗凝效果。

4. 抗凝血酶 抗凝血酶是普通肝素必需的辅助因子,因抗凝血酶水平过低而出现肝素抵抗的情况下(如抗 Xa 值降低)可用新鲜冰冻血浆或抗凝血酶浓缩物进行替代治疗。与新鲜冰冻血浆相比,抗凝血酶浓缩物以很小的容量负荷提供很高的抗凝血酶水平,虽价格昂贵,但其可以降低普通肝素用量。

5. 血栓弹力图(thrombelastogram,TEG) TEG 测量全血形成纤维蛋白凝块的时间及血凝块强度和纤溶情况。TEG 适用于出血或凝血引起的并发症,有助于确定需要给予哪些血液制品来控制出血。

6. 血栓弹力计 血栓弹力计是一种类似于血栓弹力图的方法。不同的是检测针在杯内旋转,而不是杯子围绕检测针旋转。需要了解该技术的基准图才能够有效用于患儿抗凝监测。与 ACT 一样,它也是一种全血检测,评价所有因素对患儿凝血功能的影响,而非仅仅是肝素的效应。

7. 纤维蛋白溶解指标 D- 二聚体、纤维蛋白降解产物作为衡量纤溶系统功能的重要指标,也作为 ECMO 期间的检测指标,可以间接反映 ECMO 抗凝是否达标。如果 D- 二聚体和纤维蛋白降解产物同时升高,提示 ECMO 系统或血管内血栓形成而继发纤溶亢进,有必要加强药物抗凝以缓解血栓形成及凝血因子的消耗。ECMO 期间动态观察此类指标的变化对于深入理解血栓形成与溶解、科学管理抗凝药物用量及血液制品输注等具有重要的临床指导意义。

ECMO 期间使用的各种抗凝剂的作用机制、代谢途径、剂量范围和监测要点见表 3-1。抗凝指标的监测计划见表 3-2。

表 3-1　ECMO 中常用抗凝剂

抗凝剂	作用机制	代谢途径和清除机制	半衰期/min	剂量范围	监测
普通肝素	抑制抗Ⅹa 和凝血酶，增加组织因子蛋白抑制剂	代谢途径：肝清除机制：肾	30～60	首剂：50～100U/kg 维持：10～60U/(kg·h)	抗Ⅹa：0.3～0.7U/ml； ACT 和 APTT
比伐卢定	合成的直接凝血酶抑制剂	清除机制：蛋白水解酶（80%）肾脏（20%）	25～35	首剂：0.05～0.5mg/kg 维持：0.03～0.5mg/(kg·h)	APTT 50～60 秒
阿加曲班	合成的直接凝血酶抑制剂	肝脏代谢	40～50	维持：0.5～2.0μg/(kg·min)	APTT 50～60 秒

表 3-2　体外生命支持组织抗凝指标监测计划

监测指标	时间
ACT	Q1h～Q2h
APTT	Q6h～Q12h
抗 Xa	Q6h
血小板计数	Q6h～Q12h
国际标准化比值	Q6h～Q12h
纤维蛋白原水平	Q12h～Q24h
血细胞计数	Q6h～Q12h
抗凝血酶水平	1 次 / 天（按需查）
血栓弹力图	1 次 / 天（按需查：出血和血栓事件）

（三）ECMO 期间的输血支持

输血可以宽泛地定义为向受者输注血液或任何血制品。输血的目的是恢复血液携氧能力、维持凝血功能和 / 或治疗出血相关并发症。血液预充 ECMO 设备的管路以避免血液过度稀释是 ECMO 患儿一个特殊的输血适应证。ECMO 患儿是所有住院患儿中输血需求最高的，原因有很多方面，包括血液生成不足和疾病消耗，体外循环回路对血液系统的激活，实验室检测相关的频繁抽血，以及更高的输血阈值等。因此，尽管没有前瞻性研究的证据，ECMO 期间通常也会预防性地输注红细胞、血小板、新鲜冷冻血浆和冷沉淀等血制品。

（四）出血和血栓的护理

常见出血部位：颅内、鼻腔、口腔、肺、胸腔、腹腔，也可见于插管部位、手术部位、胸腔引流管部位、穿刺部位出血等。其中颅内出血最为严重，胎龄越小，颅内出血的发生率越高，胎龄 <34 周的新生儿颅内出血的发生率会更高，为

ECMO 的禁忌证。

评估患儿瞳孔、黏膜、各管路、穿刺部位是否有出血；评估胃液、胸腔引流液、尿液、粪便的颜色与性状。

预防出血：避免和减少穿刺、拔除管路、皮下注射、肌内注射、采指血等操作；血标本采集首选原有动静脉通路。在进行护理操作如吸痰、放置鼻胃管、口腔护理时，应特别注意黏膜的保护，避免损伤出血；在治疗中如患儿胆红素增高，会增加出血的风险，应及时给予蓝光照射或药物治疗，降低胆红素，减少出血的发生率；维持循环的稳定，避免血压过高；监测血小板计数、血细胞比容、ACT 和凝血指标，根据监测结果调整肝素剂量。每日进行血栓弹力图检查，检查患儿凝血功能变化。术后每 2 小时观察一次患儿的神志、肢体活动情况，及早发现脑血栓或脑出血的征象。

出血的护理：积极寻找出血原因，如果出现黏膜和其他部位的轻度出血可采用按压、填塞、加压包扎的方法；较大量的血液丢失，应及时补充血液制品，降低 ACT 水平，有助于控制出血。但 ACT 减低的同时 ECMO 管路血栓形成的机会增大，应加强实验室纤溶相关检查。纤维蛋白降解产物增多、D- 二聚体增多以及低纤维蛋白原血症都提示管路血栓形成，此时必须更换整套 ECMO 管路。长时间出血或严重出血应考虑提前终止 ECMO。

血栓的预防和护理：经股动脉、静脉插管的患儿，应观察插管侧肢体皮肤的色泽、温度以及足背动脉的搏动情况，观察有无下肢缺血、栓塞等征象。

三、呼吸机管理

国际上对实施 ECMO 期间的最佳机械通气策略仍没有

统一、明确共识，目前认为机械通气策略重点在于如何最小化呼吸机相关性肺损伤的发生，具体就是超级肺保护与肺休息策略。ECMO 上机后，建议首选控制通气模式，并逐渐过渡到辅助通气模式。患儿早期建议不保留自主呼吸，即选用完全控制通气模式。早期由于肺部疾病严重、呼吸窘迫、顺应性差，易出现人机对抗，因此在给予神经肌肉阻滞后通过完全控制通气可有效改善氧合。后期患儿应尽量保留自主呼吸，过渡至辅助通气模式，可减少肺不张和镇静剂使用，降低血流动力学紊乱、误吸及谵妄的发生。ECMO 支持下，应最大程度降低潮气量，从而达到超级肺保护策略。

注意听诊呼吸音、监测呼吸次数及经皮血氧饱和度，及时发现呼吸窘迫征象，如鼻翼扇动、呼吸费力等表现。护士需熟练掌握血气分析的关键指标值及意义，并能作出初步判断，如遇危急值，及时通知医生。此外，注重气道温湿化管理，呼吸机进入患儿端的气体应保持在 35～37℃。吸痰时动作轻柔，防止损伤气道。做好口腔护理，预防呼吸机相关性肺炎（ventilator-associated pneumonia，VAP）。

四、ECMO 系统监测

ECMO 系统参数包括：转速、血流量、气流量、氧浓度、水温。根据病情需要调节 ECMO 参数。为快速减轻心肺负担，改善微循环，早期设定：血流量为心排血量的 80%～100%；氧气浓度为 70%～80%；气流量：血流量为（0.5～0.8）：1；儿童血流量：80～120ml/（kg·min）（不可直接调节，由调节转速产生），新生儿血流量：120～200ml/（kg·min）的 1/2～2/3。水温 36～37℃。

当患儿 MAP 维持在 70～90mmHg，CVP 维持在 5～

12cmH$_2$O，LAP 维持在 5～15mmHg，静脉血氧饱和度 >75%时，可逐渐降低血流量至心排血量的 50%，氧气浓度为 40%～50%。当患儿血流量降为心排血量的 10%～25%，可停止 ECMO 治疗。

每 2 小时检查 ECMO 管路及膜肺有无凝血及血栓、血浆渗漏、气泡的发生，必要时更换膜肺及管路。静脉管路引流不畅，管道会出现抖动；负压过高（>-30mmHg）时易出现溶血；管路应牢固固定，避免滑脱和扭折；禁止由 ECMO 管路进行抽血和给药。

每小时填写 ECMO 治疗记录单，ECMO 转流速调整需要充分评估，特别是降流速调整，需要严格关注容量变化，以及循环和心脏的评估，整个治疗过程中严密监测流量。

监测血气，关注患儿酸碱平衡、血糖及电解质的变化。每日复查血常规、肝肾功能、感染指标及心脏相关指标。

五、温度管理

患儿在使用 ECMO 期间，由于血液被引出，回路的血液接近室温，血液回输时易出现低体温。体温过高增加氧耗，过低容易发生凝血机制和血流动力学紊乱，也易造成切口感染。因此患儿体温应保持在 36～37℃。ECPR 患儿可采用适当低温，维持中心温度 32～35℃，有利于降低脑代谢率，保护大脑，减少神经系统并发症的发生。

温度管理措施包括通过环境温度调控、静脉液体加温、在 ECMO 回路中添加热交换器等。护理人员要严密监测 ECMO 水箱温度、患儿体温及外周末梢循环温度、股动静脉插管侧肢体温度；密切观察患儿的心电图改变及血压、心率、心律变化；观察患儿有无抽搐发生。低温联合镇静，可造成患儿分泌物黏稠,护理人员要及时清除患儿气道分泌物,保持呼吸道通畅。低温可使患儿肠蠕动减慢、胃潴留及腹胀、消化道出血等应激性改变,护理人员要监测患儿胃液颜色、性状,并将鼻饲饮食温度控制在患儿当时体温。遵医嘱给予口腔护理。

ECMO 联合亚低温治疗的同时,患儿的新陈代谢降低,自身免疫功能下降,易发生各种严重并发症。亚低温治疗使患儿大面积的周围血管收缩,局部血流量减少,致使局部血液循环障碍,可出现变性坏死;加上患儿昏迷、病情危重,大剂量的脱水治疗,皮肤弹性差,极易发生压力性损伤和冻伤。护理人员要保持床铺平整干燥、若患儿出现皮肤变紫或花斑,要及时报告医生并处理。

六、营养支持

需 ECMO 支持的患儿往往病情严重,应激反应强烈,常出现胃肠功能障碍导致营养不良的现象。营养状态是影响 ECMO 支持重症患儿临床预后的关键因素。营养摄入不足可引起患儿肠道功能受损、免疫屏障完整性破坏、呼吸肌无力及血流动力学不稳定,增加病死率。因此,有效且合理的营养支持治疗对患儿的恢复有重要临床意义。

(一)ECMO 期间营养支持的时机及途径

成人和儿童机体组成的主要区别是体液和蛋白质的含量。成人是新生儿蛋白质储备的 2 倍。成人的脂肪储备也较高。儿童尤其是新生儿,液体含量高,水代谢旺盛。新生儿和小儿能量物质储备低,基础代谢需要量较高。新生儿基础代谢率可为成人的 3 倍,蛋白质需要量可为成人的 3.5 倍。ECMO 启动后,应该尽快行营养支持治疗。

ECMO 支持期间营养支持途径可分为肠内营养（enteral nutrition，EN）、肠外营养（parenteral nutrition，PN）和混合喂养三种方式。肠内营养可以更好地提供能量、蛋白质及微量元素，有助于保持胃肠道完整性，提高胃肠道免疫功能，且更符合生理特征。但 ECMO 支持期间肠内营养面临着如下挑战：呼吸功能不全、长时间缺氧或血管活性药物使用可能造成胃肠道缺血，进而损伤消化道黏膜屏障功能，导致细菌易位、系统性炎症反应综合征及多器官功能衰竭等不良后果。VA-ECMO 模式减少了微循环搏动血流，可能导致胃肠道灌注不足及肠系膜缺血，出现坏死性小肠结肠炎、肠道缺血穿孔或出血等并发症。镇静、肌松药物的使用可能影响患儿胃肠蠕动，导致腹胀、胃潴留等并发症。因此，VA-ECMO 支持期间营养支持途径和时机的选择应更为慎重。美国肠内肠外营养学会（American Society for Parenteral and Enteral Nutrition，ASPEN）制定的新生儿 ECMO 营养支持临床指南推荐营养支持应当尽快实施，同时肠内营养应当在血流动力学稳定及胃肠道功能恢复后开始。通常的做法为在 ECMO 启动后 48 小时，出血问题及循环稳定后，开始考虑试行肠内营养。如循环不稳定 72 小时以上或肠内营养不耐受，可试行肠外营养支持，当肠内营养支持达到目标能量一半时，再考虑停止肠外营养。

（二）ECMO 患儿的营养需要量的评估

1. 能量需求　中华医学会小儿外科学分会与肠外肠内营养学分会制定的先天性心脏病患儿营养支持专家共识和 ASPEN 制定的新生儿 ECMO 营养支持临床指南均建议，新生儿 ECMO 支持期间能量摄入应达到 100～120kcal/（kg·d）。ELSO 指南中不同年龄 ECMO 患儿需要供给能量值见表 3-3。

表3-3 新生儿、儿童在 ECMO 支持下，估计能量需要值

年龄	估计能量需要量
0～3岁	90kcal/(kg•d)
>3～6岁	80kcal/(kg•d)
>6～8岁	70kcal/(kg•d)
>8～10岁	60kcal/(kg•d)
>10～12岁	50kcal/(kg•d)
>12～14岁	40kcal/(kg•d)
>15岁	30kcal/(kg•d)

2. 蛋白质需求 ECMO 支持的患儿年龄越小，蛋白质需求量越大。因此，充分的蛋白质供应在婴幼儿尤其是新生儿 ECMO 支持期间尤为重要。同时应避免蛋白质补充过量，导致肝肾的毒性作用。美国肠外和肠内营养指南推荐，ECMO 治疗各年龄组患儿蛋白质需求量如下：2 岁及以下为 2.0～3.0g/(kg•d)；2～13 岁为 1.5～2.0g/(kg•d)；13～18 岁为 1.5g/(kg•d)。为避免氨基酸的过量氧化和尿素的体内堆积，推荐经肠内营养途径摄入蛋白质。ECMO 联合使用连续肾脏替代治疗（continuous renal replacement therapies，CRRT）期间，需要增加 20%～25% 的蛋白质摄入量，以弥补 CRRT 导致的氮丢失。

3. 碳水化合物需要量 新生儿及婴儿 ECMO 启动前后，可能存在低血糖的情况。为预防低血糖的发生，需注意补充葡萄糖。ECMO 启动后，如果输入较大量的血制品，电解质 Na^+ 输入量较多，晶体液补充一般采用 5% 葡萄糖输注，可预防低血糖的发生。

4. 脂肪类营养的需求 目前关于 ECMO 支持中脂肪乳

剂使用安全性已有较多研究报道。脂肪乳剂对体外循环管路及膜氧合器可能产生影响,推荐使用单独的中心静脉通路而非 ECMO 回路输注脂肪乳剂。儿童重症患儿建议从 0.5g/(kg•d)开始,逐步增加至 3.0g/(kg•d),24 小时匀速输注。当甘油三酯高于 3g/L 水平时,建议使用无脂肠外营养,以减少血栓形成。

5. 电解质水平和微量元素　ECMO 的应用可导致无机磷及血清硒等微量元素水平明显下降,是导致重症患儿预后不良的因素之一。新生儿 VA-ECMO 支持超过 4 天常合并高钙血症,这种血钙异常可延长 ECMO 支持时间,使病死率增至 48%。目前建议婴儿及儿童 ECMO 患儿每日摄取钙 20～160mg/kg 及磷 0.5～2.0mmol/kg,对于可能发生潜在高钙血症的新生儿,钙补充剂量可减至一半。此外,血清硒水平的降低增加机体感染概率。部分脂溶性维生素(维生素 A 及维生素 E),容易发生分解或氧化,导致其在 ECMO 闭合环路中浓度降低,需要引起重视并及时补充。

(三)ECMO 患儿营养支持护理的注意事项

胃肠道评估:评估患儿是否有腹胀、腹部是否柔软、肠鸣音情况、对胃肠营养的耐受性、胃肠减压引流物的性状、大便颜色性状等。鼻胃管或鼻肠管评估:检查并记录鼻胃管或鼻肠管内置刻度、留置时间、是否通畅等。营养状况评估:若条件允许,每天称体重,指导患儿热量的摄入。

早期开始肠内营养,防止并发症:早期肠内营养有利于患儿的病情恢复。通常采取留置鼻胃管或鼻肠管鼻饲,鼻饲前应对胃肠道和鼻胃管或鼻肠管做全面评估,一旦开始肠内营养,应注意观察患儿是否有胃潴留、是否腹胀、大便性状等,以确定患儿是否耐受。特别是婴幼儿肠内营养的量应逐渐增加,密切观察,防止坏死性小肠炎的发生;使用肌松剂和镇静剂时常常会抑制患儿的胃肠蠕动,食物长时间在胃肠内堆积,易导致腹胀、炎症、坏死,所以应用此种药物时应同时促进粪便软化以促进肠道排空,必要时停止肠内营养,持续胃肠减压,改为肠外营养。

如果患儿不具备肠内营养的条件,应采取肠外营养。需定时监测血糖变化,特别是新生儿,葡萄糖是新生儿大脑代谢主要的、基本的能量来源,由于新生儿对糖代谢的调节能力差,易出现糖代谢紊乱,严重时可导致永久性脑损伤甚至死亡,应保证每小时匀速输入含糖液体。其次保证营养液有效输入,原则上选择中心静脉,防止液体外渗。

七、镇痛、镇静管理

ECMO 状态下需要镇痛、镇静,减轻患儿应激和不适,以减少氧耗,促进人机同步,并防止患儿躁动,有利于免疫稳定。然而,在 ICU 接受 ECMO 治疗的危重症患儿,使其达到理想的镇静水平并减少谵妄发生仍然是一个挑战,这主要是由于镇静、镇痛方案思维模式的转变以及常用镇静、镇痛药物药代动力学的改变。

(一) ECMO 患儿镇痛、镇静时机及方法

在 ECMO 实施的最初 12～24 小时,应在插管和处理过程中维持患儿一定镇静状态,最小化新陈代谢速率,避免在插管过程中自主呼吸导致空气栓塞或运动导致插管困难。给药方法一般采取静脉给药。

在器官功能稳定后,建议停止所有镇静药物以进行彻底的神经系统检查(意识、神经反射)。然后再根据患儿病情及其焦虑和躁动程度调整镇痛、镇静目标。

（二）ECMO 患儿镇痛、镇静药物选择

根据患儿情况，镇静、镇痛可采用分级及多模式方式。

1. 常用镇痛药物

（1）阿片类镇痛药：包括吗啡、芬太尼、舒芬太尼、瑞芬太尼。①吗啡：适用于术后镇痛和各种疼痛性操作的镇痛。循环功能不稳定的患儿慎用，有喘息发作史的患儿禁用。②芬太尼：适用于循环功能不稳定的患儿。③舒芬太尼：对循环系统、呼吸系统的影响小于芬太尼，常用于长时间镇痛。④瑞芬太尼：适用于有肝肾功能不全的患儿。不推荐单次静脉推注。芬太尼、舒芬太尼、瑞芬太尼在 2 岁以下儿童使用属超说明书用药。

（2）非阿片类镇痛药：氯胺酮既可镇痛亦可镇静，可用于疼痛性操作的镇痛。

（3）非甾体类抗炎镇痛药：以对乙酰氨基酚、布洛芬为代表。适用于轻至中度疼痛，尤其以炎性疼痛为主的镇痛治疗。长期使用有消化道溃疡、药物性肝损伤等不良反应。

2. 常用镇静药物　苯二氮䓬类药物：常用的包括地西泮和咪达唑仑。①地西泮：不推荐持续静脉泵注，地西泮抑制呼吸的不良反应与推注速度有很大关系，推注速度应控制在 1mg/min 以下。②咪达唑仑：镇静的首选药物，具有蓄积少、对呼吸循环抑制小、药效强及诱导患儿顺应性遗忘的作用。不良反应主要包括产生依赖性及停药后的戒断反应。

（1）巴比妥类药物：苯巴比妥、戊巴比妥作为单纯的镇静催眠药物已很少应用。

（2）水合氯醛：可以口服和直肠给药，不干扰睡眠状态和睡眠周期，常用于非创伤性操作和影像学检查前的短时镇静。大剂量使用可致心律失常和呼吸抑制。

（3）右美托咪定：具有抗交感、抗焦虑和近似自然睡眠的镇静作用，有一定镇痛作用。在欧美国家，婴儿和儿童中的应用正在不断增加。不良反应是低血压和心动过缓。在儿童属超说明书用药。

（4）丙泊酚：不推荐 3 岁以下儿童使用，也无儿童镇静的适应证。长时间静脉持续输注可能导致丙泊酚输注综合征。

（5）神经肌肉阻滞剂：尽可能短时间、低剂量使用，只有在充分镇痛、镇静后仍不能获得满意疗效时才建议使用。

在 ECMO 镇静管理中，长期使用阿片类药物和苯二氮䓬类药物与谵妄发生率高有关，因此推荐在 ECMO 启动后尽快达到浅镇静状态，减少谵妄及戒断症状的发生率，可予以右美托咪定实现清醒镇静，并于 72 小时内建立流程化运动方案，建议早期运动，改善患儿预后。

（三）ECMO 期间镇痛、镇静的监测

ECMO 治疗期间实施镇痛，需要常规进行疼痛评估。与成人相比，儿童对轻微刺激所产生的生理变化更明显，且多不能以恰当语言表达疼痛的强度和部位，故儿童镇痛、镇静的评估难度更大。尚无适用于所有年龄段患儿的评估系统。

1. 疼痛评估　疼痛的评估方法包括自我描述、生理学评估和行为学评估。后两者适用于无法提供疼痛自我描述的婴儿、幼儿或有生理缺陷的儿童。主要包括 CRIES（cries，requires oxygen，increasedVital signs，expression，sleeplessness）评分法：适用于新生儿和婴儿手术后疼痛评估；FLACC（face，legs，activity，crying，consolability）评分法：适用于 2 月龄~7 岁患儿术后疼痛评估；脸谱疼痛评分法：适用于婴幼儿；东安大略儿童医院评分法：适用于 1~7 岁患儿；客观疼痛评分法：适用于 8 月龄~13 岁患儿等。应根据患儿的年龄和生理状态选择合适的评估表。

2. 镇静评估　为避免因过度镇静或镇静不足导致相关并发症,应根据患儿的病情制订理想的镇静水平,并定期评估。常用的主观评估有:舒适度评分法,对各年龄段患儿均适用,但相对复杂更为费时。Ramsay 评分法,简单实用。客观评估有脑电双频指数,是一种数字化脑电图监测方法,仅用于无法进行主观镇静评估的情况。

3. 镇痛和镇静常见并发症及管理　在进行镇痛和镇静时,应严格遵守个体化治疗方案,避免过度镇痛和镇静是减少并发症的有效方法。阿片类和苯二氮䓬类药物均有呼吸抑制、血压下降和胃肠蠕动减弱的不良反应,注意输注速度和剂量。多数镇痛和镇静药物使用时间不宜超过 1 周。若因治疗需要,可尝试每日镇静中断、药物循环使用等,避免单一药物的蓄积与依赖。大剂量或使用时间超过 7 天的患儿撤离药物时,应每日按 20%～30% 的用药剂量递减。目前尚无有效的评价系统对戒断综合征进行预防,因此无法对危重患儿预防戒断的最佳撤药方式或首选药物给出建议。戒断症状评价量表(withdrawal assessment toolversion 1,WAT-1)和索菲亚戒断症状量表(Sophiaobservation withdrawal symptoms-scale,SOS)可用于患儿镇痛和镇静药物戒断症状的评估。

镇痛和镇静药物是诱发谵妄发生的危险因素。医源性因素是导致谵妄的风险因素,低龄及危重疾病因素是谵妄持续时间延长的诱因。PICU 谵妄诊断的意识评估量表(the pediatric confusion assessment method for the ICU,pCAM-ICU)、康奈尔儿童谵妄评估量表(the Cornell assessment of pediatric delirium,CAPD)、儿童麻醉苏醒期谵妄量表(the pediatric anesthesia emergencedelirium scale,PAED)可用于监测和指导治疗。目前暂无针对儿童谵妄的特效治疗方法。欧洲儿童与新生儿重症监护学会（European society of paediatric and neonatal intensive care，ESPNIC）推荐使用 CAPD 作为筛查工具，对患儿进行评估，适合任何年龄的患儿，可在床旁进行，判断速度快，适合护理人员使用。

八、应急预案

在整个 ECMO 治疗期间，可能会出现一些紧急事件，如 ECMO 管道意外脱出、ECMO 系统进气等。科室需建立突发紧急事件的应急预案，以及一支训练有素的专业团队，定期对各项操作如更换滤器、更换管道、气泡处理等进行培训与实战演练，保证紧急事件真正发生时，ECMO 专科护理团队能临危不乱，有效处理和应对。

（一）ECMO 管道意外脱出应急预案

1. 表现　静脉端插管脱出，气体进入管道；动脉端插管脱出，血液大量流出管外。

2. 原因　插管位置太浅；插管后未充分固定；患儿躁动、改变体位，导致管道脱出。

3. 预防与处理　掌握插管置管深度，置管后充分固定；责任护士每小时巡视一次，检查导管位置、深度及固定情况并记录；ECMO 期间遵医嘱予患儿充分镇静，防止躁动。移动或更换体位时，先评估导管长度、妥善固定，防止托、拉、拽等行为，操作后再次检查管路的固定及通畅情况。如果插管脱出，立即用管道钳夹住脱出的管道，同时按压出血部位，停机。协助医生止血，遵医嘱补充血容量，重新插管。

（二）ECMO 系统进气应急预案

1. 表现　离心泵内有气，ECMO 管道内出现气泡。

2．原因　预充排气不彻底；ECMO 负压段部分密闭不全（三通、接头等部位常见）；医护人员从负压段给药、抽血、测压而进气。

3．预防与处理　ECMO 转机前全面严格检查；非紧急情况，不得在 ECMO 管道中加药、抽血。检查漏气部位及原因，加固密闭；停泵排气（如膜肺具有自动排气功能）。

（三）离心泵监测不到转速应急预案

1．原因　流量耦合剂干燥（传感器中断）；电源中断、UPS（uninterruptible power supply）电池耗尽；机械故障。

2．预防与处理　更换耦合剂；防止电源线被人为断开；检查离心泵电源、开关，恢复电源；常备 UPS 电池；若为机械故障，立即使用手动驱动离心泵维持血流，更换 ECMO 机，通知厂家维修人员。

（四）动静脉血氧饱和度下降应急预案

1．原因　患儿心排血量下降导致的血循环量不足、周围循环衰竭、贫血、肺部疾患等各种原因导致的氧合功能减低；ECMO 氧合器故障；ECMO 低流量灌注；患儿发热、烦躁导致氧耗增加。

2．预防与处理　立即做血气进行对照；按 ECMO 灌注流量的调控方法处理；检查 ECMO 氧气系统，提高氧浓度，适当加大氧流量；安抚患儿，遵医嘱充分镇静；测量患儿体温，遵医嘱对症处理。

第四章

ECMO 并发症

文献报道 ECMO 各种并发症总发生率在 1%~25%。ECMO 并发症可分为两类:机械性并发症和患儿并发症。机械并发症主要包括设备故障及体外环路中的问题。整个治疗期间需要 ECMO 系统持续保持运转正常。良好的 ECMO 管理能使治疗效益最大化,同时也是高质量 ECMO 治疗的重要体现。对于 ECMO 中一些严重或处理困难的并发症,如血栓栓塞、出血、脱管等,应在 ECMO 日常管理中注意预防。

第一节 机械性并发症

一、体外环路血栓

儿科血栓并发症发生率为 1%~13%,管路内血栓形成是机械并发症发生最常见的原因,因此血栓的监测和早期识别显得尤为重要。血流迟滞的管路部位易出现血栓,如氧合器、桥路、管道接口等处。在离心泵系统中,泵盒内底部血流迟滞部位也是血栓形成的高发部位。此外,ECMO 连续使用后的管路老化也是产生血栓的因素之一。这些部位在 ECMO 运转后数小时开始颜色变暗,管路及管道接口处管壁的血栓很容易被发现。氧合器中的血栓可用手电筒在直视下检查,在没有明显肉眼血栓及氧合器异常的情况下,可以继续观察。管壁血栓很小时不会对患儿造成明显损害。氧合器内大块血栓可导致氧合器血流阻力明显增大,表现为跨氧合器血压差明显升高,且相同泵速下血流量减少。在实验室指标方面,血浆 D- 二聚体浓度突然升高且没有其他合理解释时,可能提示近期需要更换氧合器。对于血泵中或泵头部位的血栓则很难通过直视检查发现,但其可间接导致血管内溶血和血泵杂音。有研究提示,血浆游离血红蛋白突然升高(大于 100mg/dl)可能提示泵内血栓形成,当然血浆游离血红蛋白升高还见于其他情况,如持续性肾脏替代治疗或采血技术不当导致红细胞破坏等情况,需要仔细鉴别。定时观察 ECMO 管路,尤其是管路连接处的血流状态。定时监测氧合器两侧压力差、气体交换能力、凝血功能和溶血指标有助于预测或早期识别机械并发症。

二、体外环路气栓

ECMO 气栓发生率约为 2%,占 ECMO 并发症的 4%。气栓的程度差异很大,大多数气栓为 ECMO 环路内微小气泡,导致患儿气栓并发症很少。如 ECMO 环路有大量气栓,可直接导致患儿出现气栓并发症。VA-ECMO 模式下,体外环路气栓会导致患儿动脉系统气栓,危害较大。环路内发生气栓的主要原因为管路内出现高负压,或环路管道及氧合器部位破裂导致气体进入血流。大量气栓一般均与机械故障有关。此外,负压段管路的侧孔三通也是气栓容易发生的部位。ECMO 氧合器发生气栓现象极少,但当氧合器供气压力过高也可导致氧合膜破裂及气栓。

三、氧合器故障及渗漏

氧合器是故障率较高的 ECMO 单元。临床使用中，应合理地选择膜肺，密切关注装置的使用情况，一旦发生血浆渗漏、血栓形成、氧合不全等情况，立即更换氧合器。

四、ECMO 管路破裂

机械并发症中管路破裂很少见，约占 0.3%。环路管道破裂的严重后果为引起患儿急性失血、气栓、休克等，同时患儿会被迫暂停 ECMO 支持。环路管路虽然具有较好的韧性及弹性，但在反复碾磨、钳夹或持续高压冲击下，仍可能出现接口松动脱开或管壁破裂。对于经常需要钳夹的管道部位（例如桥路常闭管夹）使用保护性管夹可以起到保护管壁、降低管道裂损的作用。此外，ECMO 环路内有多处管路连接的接口，这些接口与管道连接后其交汇部分用扣带环扎能够防止接口处在高压下出现液体渗漏及连接处脱开。在实际应用中，控制 ECMO 管路系统内部压力，保持管道安全位置也是防止崩管或管路脱开的有效措施。当出现管路可疑破裂前兆时应考虑立即更换单元或环路系统。

五、动静脉置管并发症

ECMO 运转时的导管问题有导管梗阻、导管脱出、血管损伤以及导管处出血等。导管梗阻原因有导管扭折、血栓形成、导管位置不佳等。导管位置及梗阻问题可用插管中超声定位、良好的导管固定以及抗凝剂维持来解决。ECMO 插管后的导管位置应通过 X 线胸片或心脏超声进行确认。动脉端导管回输压很高提示可能有导管扭折、导管位置不佳或导

管内血栓形成。外科置管的严重损伤很少,最严重的并发症
为静脉撕裂及动脉内膜分离。动静脉导管意外脱出是很罕
见的并发症,导致患儿发生失血性休克或气栓甚至死亡。

在预防方面应确保导管固定良好,外部导管固定及行走
位置合理,导管深度需要记录及监测。遵医嘱适当镇静剂维
持,并给予保护性约束。移动患儿时妥善固定导管,避免出
现意外拔管。置入 ECMO 导管后,需定期检查肢体的温度、
颜色、脉搏、毛细血管再充盈时间、肢体末梢血液循环充盈及
活动情况。一旦发生缺血,明确缺血原因,尽快采取措施,保
证远端肢体血供。由 ECMO 管道阻塞导致的局部缺血则可
通过预防性放置远端灌注导管来避免,因栓塞引起的缺血则
行紧急取栓术、溶栓治疗。

六、ECMO 设备故障

最新 ECMO 设备在设计时已充分考虑运行的安全性及
耐久性,一般使用中较少出现严重问题。由于 ECMO 设备
中的电力及气源主要依靠外部供给,一旦这两方面出现问题
会直接影响 ECMO 的正常工作。这些设备中设有内部蓄电
池,可以在停电时临时进行电源接力。ECMO 加热水箱的电
功率要求较大,停电时需要外配大容量备用 UPS 电池来提供
电力。外接 UPS 电池一般用于 ECMO 转运,平时需要处于
常充电状态,因为当电池耗竭或处于未充电状态下,停电后
UPS 将无法正常工作。当遇停电及没有电池接力的情况下,
可以使用 ECMO 机配手摇杆(滚轴泵)或手动泵(离心泵)来
维持 ECMO 血流运转。人力泵驱动时需要参照患儿原先设
定的血泵转速,以此为目标进行操作,同时观察转流效果,包
括血液颜色、血压等。

七、其他设备单元故障

ECMO 环路各设备单元也会出现故障问题,如热交换单元出现血流阻塞、血栓形成、测温感应器失灵以及接口渗漏等。动脉过滤器是一些 ECMO 中心使用的环路器材,在血栓形成时会发生明显血流阻塞表现。ECMO 其他组件也存在磨损故障问题,如环路侧支中的三通开关磨损、侧支管路频繁夹闭等均可能导致故障或损坏。在处理可疑异常的组件时一般应考虑立即更换,防止发生故障及管路破裂导致的严重后果。

第二节 患儿相关并发症

据 ELSO 报道,ECMO 支持过程中超过 2/3 的患儿可出现不同类型和程度的各类并发症。无并发症发生的 ECMO 支持患儿的生存率高达 94%。因此,患儿并发症的预防和及时处理是保证 ECMO 成功的关键。ECMO 支持过程中,患儿相关并发症主要包括以下方面:

一、出血

若应用 ECMO 支持的患儿术前并存肝功能不全和 / 或服用抗凝药物,术后伤口存在,出血是直观可测到的异常指标。而纠正出血带来的间接异常指标则需随时监测反馈。长时间出血或严重出血可能提前中止 ECMO。出血部位可为颅内出血、胸腔内出血或腹腔内出血,也可能在插管部位、手术部位或穿刺等部位出血。由于肝素化的原因,以及血小板和凝血因子逐渐消耗,ECMO 患儿出血的风险较大。最有效的护理干预措施就是预防出血。

尽量避免在 ECMO 过程中建立新的静脉通路、皮下注射和肌内注射。采取血标本应从已有的动、静脉通路中采取，避免穿刺采血。在进行护理操作时，如吸痰、放置鼻胃管和口腔护理时，要非常注意保护黏膜，避免损伤出血。一旦发生出血，由于患儿持续肝素抗凝，很难止血，应及时补充血液制品，降低 ACT 水平，有助于控制出血，但 ACT 减低的同时，ECMO 管路血栓形成的概率增大，而且管路失效需要更换的时间可能缩短。在 ECMO 长时间运转时，管路内血栓形成是不可避免的，应加强实验室纤溶相关检查。纤维蛋白降解产物增多或 D- 二聚体增多及低纤维蛋白原血症都提示管路血栓形成。患儿可以无临床症状，也可以表现有严重广泛渗血。此时必须更换整套 ECMO 管路。在更换管路后，患儿凝血指标一般在 24～48 小时恢复正常。

纠正出血最直接的处理就是依据出血量、血红蛋白、临床循环状态进行输血。而大量输血所带来的并发症有：①凝血功能紊乱，加剧了出血倾向，其原因主要有：稀释性血小板减少、凝血因子减少、弥散性血管内凝血、枸橼酸钠输入过多。②肺功能不全：主要因输入的血液储存 1～3 天后，白细胞和血小板开始聚集，产生细胞碎屑，形成微聚物，阻塞肺部毛细血管。③低体温：由于快速经中心静脉输入未加温的大量冷藏血使受血者体温下降，而低体温又可影响凝血。④酸碱、电解质平衡紊乱：输血时枸橼酸盐代谢产生碳酸氢钠，可致代谢性碱中毒，严重碱中毒时可导致组织缺氧；输入大量含枸橼酸钠抗凝剂的血制品，可引起低血钙，低钙血症可影响循环指标，同时增多手术野渗血；库血中钾离子浓度高，大量输入造成血钾升高。⑤过敏：如皮肤发红并出现散在的荨麻疹。过敏同时会出现毛细血管扩张，导致血压下降。此外，由于出血多，临床也会应用各种止血药物，易造成大量出血的血液凝集，表现为引流管引流不畅、心脏压塞症状。当出现引流液过多时，加大呼吸机呼气末正压（positive end-expiratory pressure，PEEP）的数值也是辅助止血的手段之一，通常会调整 PEEP 至 $10cmH_2O$ 左右，过大的 PEEP 会引起心排血量下降，CVP 升高，还会引发气胸。

密切监测 ACT 或 APTT，遵医嘱调整肝素输注速度。监测血小板计数，维持血小板计数在 $70 \times 10^9/L$ 以上，若血小板计数低于 $50 \times 10^9/L$ 则尽可能输注血小板。定时检查氧合器内有无血栓形成，一旦发现有血栓形成，及时调整抗凝剂量，尽可能减少血栓形成。严密观察置管侧肢体远端供血情况，定时检查足背动脉及皮肤有无花斑等，必要时建立侧支循环保证下肢供血。每日定时检查穿刺点有无渗血，若局部渗血较多，及时换药并按压止血，可使用纱布覆盖后加压包扎；监测胃液、大便性状及量，结合血红蛋白，若出血较多及时通知医生处理。准确记录出血量，根据化验指标遵医嘱进行成分输血，如悬浮红细胞、血浆、血小板及白蛋白等，有条件时可根据凝血因子缺乏的情况相应补充。

需大量输血时，预防低体温的发生，同时做好患儿的保暖工作，将体温控制在 36℃ 左右。大量输血同时积极监测患儿的血气、电解质变化，出现酸碱、电解质平衡紊乱，应及时纠正。观察有无过敏反应，注意血压、外周血管阻力及皮肤颜色的观察，出现异常及时报告医生，给予药物处理。

严密观察心脏压塞症状，注意血流动力学参数动态变化，引流管的引流量，结合应用血管活性药物的效果、床旁X线片及超声检查，及早配合医生鉴别诊断。监控并记录

PEEP 的数值,观察血气参数、患儿胸廓起伏、肺部听诊和叩诊的变化,观察血流动力学参数变化,疑有气胸者进行床旁 X 线片检查,确诊气胸后,及时调整 PEEP 参数,协助医生穿刺或置管治疗。

二、血栓

与出血相对应,血栓也是 ECMO 支持患儿不可忽视的并发症。在临床应用时注意以下原则可减少此类并发症的发生:ECMO 期间抗凝不足,有血栓形成的风险;而抗凝过度又常引起出血,维持合适的抗凝状态非常重要。治疗期间适当使用前列环素类或抑肽酶等药物,以减少术后出血,防止血栓形成。ECMO 期间血小板消耗较为严重,一般血小板应维持在大于 $50 \times 10^9/L$,低于该水平应及时补充。如怀疑活动性出血,应积极外科手术止血。出血严重时,如果能在呼吸支持下维持生命体征,可考虑终止 ECMO。

采用触摸、多普勒超声及血管超声检查置管侧下肢动脉波动,记录动脉波动、皮肤颜色与健侧肢体的对照情况,同时观察有无下肢疼痛、肿胀,异常时测量下肢周径变化;加强对患儿肢体主动或被动的功能锻炼;注意神志和瞳孔的动态变化,结合患儿表情、肢体活动度等进行评估;加强对 ACT、凝血酶原时间和纤维蛋白原等出凝血的监测及反馈。

三、溶血

溶血也是 ECMO 期间常见的并发症,溶血的主要原因有泵头内血栓形成,管路扭折、血栓形成,静脉引流负压过大,长时间流量过大等。主要表现为血浆游离血红蛋白升高(> 50mg/dl),镜检及肉眼可见血红蛋白尿等。严重的溶血会引起肾功能不全和弥散性血管内凝血,甚至导致患儿死亡。血浆游离血红蛋白能够较准确地反映溶血趋势,对于监测患儿的溶血状态具有重要作用。

一旦出现溶血,应积极处理,减少对肾脏等的损害,如更换管路和离心泵头,减小负压等。同时也要碱化尿液、利尿,必要时可行血浆置换。护理中严密监控溶血指标,即游离血红蛋白、血生化、血常规、尿常规、尿色、患儿皮肤有无黄染等,做到早发现、早报告、早处理。

四、肾功能不全

肾功能不全是 ECMO 治疗过程中最常见的并发症,主要表现为血浆肌酐水平上升、氮质血症、尿量减少及电解质、酸碱平衡紊乱等。在 ECMO 过程中,随着灌注流量的增大,减弱了血流的搏动性,肾脏的组织灌注将受到影响;ECMO 静脉引流不畅或静脉压上升,也会影响肾脏有效血液循环,导致肾功能受损。此外,大剂量应用缩血管药物,也会导致肾脏缺血性损害。应用 ECMO 过程中的血液破坏和慢性溶血,可导致血浆游离血红蛋白水平上升,在肾小管内形成血红蛋白管型,出现血红蛋白尿,直接损伤肾脏功能。临床上常需要进行 CRRT,以维持机体内环境相对稳定,等待和帮助肾脏功能恢复。

护理人员密切监测 CVP,重点关注患儿出入量,记录每小时尿量和输入量,维持循环稳定。注意评估患儿水肿程度,每天测量腹围,如条件允许,每天测量体重。注意观察并维持全身动脉压,以维持 ECMO 期间患儿肾动脉灌注。使用 ECMO 过程中遵医嘱维持适当灌注流量和血液血红蛋白浓度,避免流量过大或血细胞比容过高导致额外的血液破坏,加重肾功能损伤。

注意观察患儿尿量及颜色,若出现了血红蛋白尿,遵医嘱使用碳酸氢钠碱化尿液,以减少血红蛋白在肾小管中沉积,降低游离血红蛋白的肾毒性。注意监测患儿血浆肌酐、电解质水平等的变化,若出现肾功能不全的表现,遵医嘱控制液体入量并遵医嘱给予利尿药。在维持肾脏血液循环及利尿药物治疗效果不理想时,协助医生积极进行血液滤过或透析治疗。

五、感染

尽管ECMO过程中常规使用抗生素,但感染仍是其常见并发症之一,特别是在心脏术后及长时间ECMO支持的患儿。由于术前全身性组织的缺血缺氧和大量血管活性药物的应用,患儿肠黏膜屏障功能受损,肠道内细菌及毒素可被吸收入血,导致肠源性感染。此外,患儿往往长时间使用呼吸机,且持续镇静镇痛,容易出现痰液淤积、肺不张、坠积性肺炎等肺部感染。长期的血管内置管也是局部感染及诱发全身性感染的重要途径。ECMO过程中严重感染多伴发多器官功能衰竭,与患儿预后密切相关。

行ECMO治疗时,尽可能选择层流病房或单间病房,进行保护性隔离。医护操作时,严格遵循无菌操作原则。加强动静脉有创管路置管处局部皮肤的护理,及时更换敷料,保持敷料干燥、清洁,避免局部感染。对局部形成的血肿和感染灶,及时通知医生,进行相应处理。加强肺部护理,加强湿化,按需吸痰,及时清除呼吸道分泌物。

遵医嘱及时补充全血、新鲜血浆、人血白蛋白和免疫球蛋白等,避免ECMO期间严重的负氮平衡及机体免疫功能严重下降。注意观察患儿胃肠道功能恢复情况，遵医嘱尽早恢复肠内营养，预防菌群紊乱，降低肠源性感染风险。

加强皮肤观察和护理，保持皮肤清洁、干燥，加强对高危部位的预防保护，如粘贴水胶体或泡沫敷料，避免发生压力性损伤，进而导致感染。

密切观察监测患儿生命体征，尤其是体温，若发生体温升高、寒战等感染症状，监测相关病原学培养，遵医嘱应用抗生素，并注意观察疗效。

六、中枢神经系统并发症

中枢神经系统损伤是导致儿童 ECMO 治疗失败的重要原因之一。主要临床表现为脑水肿、脑缺氧、脑梗死和颅内出血等。在行 VA-ECMO 时，右侧颈总动脉及颈内静脉插管及术后血管结扎，会导致脑血流量降低、脑静脉压力升高、脑组织损伤。在 ECMO 过程中，来自 ECMO 系统人工装置的各种空气、血凝块或异物等可经动脉插管进入体循环动脉系统，造成包括脑组织在内的血管栓塞。脑血管的栓塞可引起局部出血，由于 ECMO 期间血液与大量人工材料表面接触，加之常规肝素化治疗，患儿凝血功能不稳定，脑组织的局部出血容易进展为广泛性出血。此外，需要 ECMO 支持的患儿，术前往往存在明显的全身性缺血、缺氧，缺血或缺氧的脑组织在恢复动脉供血时，可能出现缺血 - 再灌注或缺氧再氧合损伤。

如 ECMO 术前即表现出明显的脑损伤，应放弃使用 ECMO 治疗方法。新生儿颅内出血也应放弃或终止 ECMO 治疗。ECMO 术中若出现中枢神经系统严重受损，如出现明显的脑出血或原有出血范围的明显扩大，或临床及物理学检查显示脑组织不可逆损伤及表现为脑死亡的患儿,应放弃ECMO支持。

严密监测患儿神经系统症状,如瞳孔大小、对光反射、视觉跟随反应、肢体活动、肌张力等,尤其是在应用ECMO之前有低灌注、缺氧、酸中毒或心肺复苏史的患儿。新生儿可通过瞳孔对光反射、囟门饱满度判断颅内压是否增高。同时注意观察患儿有无惊厥、抽搐等表现。抗凝治疗可增加患儿颅内出血的风险,应密切监测ACT、血小板功能、血小板计数和血浆纤维蛋白浓度等凝血相关指标的变化,如有异常,及时通知医生。遵医嘱予患儿充分镇静,减少躁动,降低脑组织氧耗。尽可能集中护理,减少对患儿的不良刺激,保证其充分休息,促进神经功能的恢复。

密切关注氧合器的气体交换功能,确保有效的气体交换。注意监测患儿动、静脉血氧饱和度和脑氧饱和度,发现低氧血症,及时通知医生,遵医嘱提高供氧浓度及ECMO辅助血流量,维持组织循环有效灌注。持续监测患儿动脉血压,如血压过高、过低或短时间明显波动,遵医嘱调整心血管活性药物用量和有效循环血容量,维持相对稳定的动脉血压。

七、高胆红素血症

红细胞在ECMO装置内机械性受损或红细胞寿命缩短,导致肝前性胆红素生成增多,是ECMO血浆胆红素水平上升的主要原因之一。此外,在ECMO术前和术中,因低血流量灌注或全身性缺氧,肝功能将遭受不同程度的损害。肝细胞内胆红素代谢障碍导致血浆非结合型胆红素水平升高;肝脏水肿可机械性压迫毛细胆管和胆小管等肝内胆管,引起因胆红素排泄障碍导致的血浆结合型胆红素水平上升。高胆红素血症对中枢神经系统、心脏、肝、肾等生命重要器官均可能产生毒性作用,特别是新生儿。ECMO 过程中高胆红素血症常导致或伴随多器官功能衰竭。

遵医嘱调节辅助循环流量和维持适当的血细胞比容,以减少红细胞损伤。尽可能减少 ECMO 过程中各种原因导致的失血,以减少库血的使用。ECMO 辅助期间,尽量避免输注库存血,条件不允许时,尽可能使用储存时间较短的库血,或使用血液回收机对库存红细胞进行清洗后再输入体内。

注意观察患儿皮肤、巩膜颜色。如发生黄疸或原有黄疸加重,及时通知医生。密切监测肝功能变化,出现肝功能损害时,及时通知医生,进行相应治疗,避免肝功能不全诱发的多器官功能衰竭。

定期监测血浆游离血红蛋白浓度,当其明显、急骤升高时,及时通知医生,必要时可考虑更换 ECMO 装置。在 ECMO 支持达到心肺功能恢复的目的后,尽早撤除 ECMO,以缩短机械辅助时间,减少血液破坏。

八、循环系统并发症

ECMO 辅助一方面为循环系统功能及血液携氧提供了不同程度的支持作用,另一方面人工循环的介入也会导致循环系统的并发症。在 ECMO 支持的早期,可出现暂时的不明原因的心脏搏出的压力和排出量极度降低的现象即心肌顿抑或心脏晕厥现象。大量的正性肌力药物可能增加心脏后负荷,同时还可能增加心脏不必要的耗氧及耗能。此外,过度的容量补充将增加心脏的前负荷,影响心脏功能的恢复。对心脏手术后近期患儿,ECMO 期间血压过度升高也可因出血增加心脏压塞的概率,心脏压塞将严重影响循环血流动力学稳定,甚至导致心脏骤停。在高流量 VA-ECMO 时,流经心肺组织的血流量将显著减少。血流速度缓慢甚至血液在心腔及肺血管内滞留,加上 ECMO 支持期间血液的不完全抗凝状态,容易在心腔及肺循环内形成血栓,导致不可逆性损害。ECMO 无钙离子预充及其过程中加入库血制品可导致血浆钙离子水平降低,影响心脏收缩功能。ECMO 过程中,大量输液和输血、对血液系统大量的干预性治疗、组织缺血或缺氧导致代谢异常等因素,均可使血浆钾离子浓度异常,进而导致心律失常甚至心脏骤停。

持续监测动脉血压和 CVP。ECMO 开始后,在循环功能稳定的前提下尽可能减少正性肌力药物的使用,特别是对以心脏辅助为主的患儿,应通过适当控制灌注流量来维持相对较稳定的动脉血压,减少心脏做功,使心功能尽快恢复。更换药物时采用双泵换药法,尽可能缩短时间。

注意观察患儿肢体温度、颜色、有无水肿及动脉搏动情况,适当按摩患儿末梢肢体,促进血液循环。严格记录患儿出入量。密切监测毛细血管充盈时间:患儿取平卧位,用手指压迫患儿指/趾甲或额部、胸骨表面、胫骨前内侧面等皮下组织表浅部位,片刻后去除压力,观察局部皮肤颜色变化。局部皮肤颜色由白转红的时间 2 秒为正常,若 >3 秒,或星斑点状发红,提示循环功能障碍。每 4 小时做一次此实验,观察并记录。密切监测血浆钙离子浓度,及时纠正低钙血症。补充库血时,遵医嘱同时补充钙剂。密切监测血浆钾离子浓度,遵医嘱通过利尿透析、纠正酸中毒等相关措施降低血浆中钾离子水平,维持正常钾离子浓度。

九、肺部并发症

ECMO 的启动可能导致新生儿动脉导管开放。通过动脉导管的持续左向右血液分流，可降低体循环有效循环血流量，同时还可因肺动脉的高压灌注导致新生儿肺水肿。ECMO 过程中不同程度的全身性抗凝治疗和凝血因子的消耗易导致凝血功能障碍。由于开胸手术患儿存在手术创面或术中肺组织损伤，可能出现胸腔或肺组织出血。前者如胸腔引流不畅可导致肺组织膨胀受限和肺不张；后者则直接引起肺组织实变。血液与 ECMO 系统人工装置大量的非生物表面接触，可通过补体活化、炎性介质的释放等众多因素导致全身性炎性反应。由于肺组织的结构特点，炎性反应在肺部的表现尤为明显，可表现为肺组织毛细血管的功能及结构受损，导致肺组织炎性渗出肺水肿、肺出血，并可进一步并发肺部感染。此外，长时间使用机械辅助呼吸及患儿处于镇静状态，痰液或气道出血可在气管或支气管内淤积，也可导致肺不张及肺部感染。肺部并发症不仅可导致自身呼吸功能进一步障碍，还对心肺功能的恢复产生负面影响，延长 ECMO 辅助时间。

密切观察患儿呼吸次数及节律，注意听诊呼吸音，若发现呼吸费力、鼻翼扇动等呼吸窘迫征象，及时通知医生，给予相应处理。ECMO 期间遵医嘱将呼吸机通气参数调整到保护性低压低频通气状态，定期膨肺。按需吸痰，吸痰时动作轻柔。若常规呼吸道清理困难或出现肺不张，可行纤维支气管镜检查及清除气道内黏稠痰液及血块。注意气道温湿化管理，呼吸机进入患儿的气体保持在 35~37℃，促使纤毛正常摆动，清除分泌物及炎性因子。做好口腔护理，预防 VAP 的发生。

注意观察新生儿是否出现动脉导管开放相关表现，如 $PaCO_2$ 降低、外周组织灌注不良、尿量减少、酸中毒、ECMO 流量需求上升及容量需要增加等。如有异常，及时通知医生，行进一步检查。对新生儿 ECMO 时动脉导管开放，多无须使用外科结扎的方法，可在维持相对足够支持流量的前提下控制容量、特别是控制低渗液体补充。术中补充容量时需要密切注意胶体渗透压的变化，避免低渗透压导致或加重肺组织水肿。

凝血功能不稳定易导致肺及胸腔内出血，密切监测凝血功能，如有异常，及时通知医生。对胸腔内出血的患儿，若控制抗凝和补充缺失的凝血因子后仍不能改善，应协助医生积极开胸探查，清除胸腔内血块及积血，并进行止血。ECMO 过程中密切观察心肺功能状态。在心肺功能得到充分恢复后应及时终止 ECMO 辅助，以减少肺部并发症的发生。

十、末端肢体缺血

在股动、静脉插管时，插管侧下肢血液供应及血液回流将受到不同程度的影响，长时间局部血流速度减慢和湍流形成可导致插管处远端血管内形成血栓和血管栓塞，进而导致末端肢体缺血，严重时可导致肢体缺血性坏死。此外，外周动脉血管插管口径过大或对插管动脉进行阻断，也会严重影响插管远端的肢体动脉供血。股静脉管过粗或对静脉插管使用阻断带时，在静脉侧支循环不良的情况下将导致插管侧下肢静脉淤血。即使缺血肢体恢复血供，局部积聚的代谢产物进入血液循环，可产生全身性毒性作用。

密切观察插管肢体的末梢循环，如温度、颜色和动脉搏动等，并与健侧肢体比较，每日定时测量腿围。可采用近红外光谱技术连续监测双下肢氧饱和度,并进行对比。如有异常,及时通知医生。必要时可行局部超声检查,以评价插管位置及局部血流状态。遵医嘱予抗凝治疗,避免局部血栓形成和血管栓塞。注意监测ACT、血小板计数等指标的变化。

第五章

ECMO 感染控制

ECMO 是一种应用于呼吸衰竭和循环衰竭危重症患儿有创性、挽救性救治手段。由于患儿自身基础疾病和 ECMO 有创置管监护和治疗的特点，ECMO 辅助治疗期间医院感染成为常见且严重的并发症之一。ECMO 支持过程中医院内感染是即发生于 ECMO 开始 24 小时后与 ECMO 停机 48 小时内的院内感染。研究显示，ECMO 支持治疗期间的感染发生率为 20.5%～35.0%。它会导致患儿 ECMO 支持时间延长，增加了患儿住院时间，影响患儿预后，威胁 ECMO 患儿的生命安全，甚至可能直接导致患儿死亡。因此针对感染发生的危险因素制订安全管理措施，积极预防和控制危重患儿 ECMO 治疗期间的院内感染的发生，有助于降低 ECMO 并发症对患儿生存的威胁，而更有机会等待患儿原发基础病因造成病理生理改变的恢复。

第一节　ECMO 医院感染相关因素

ECMO 术后由于气管插管或切开、使用呼吸机、机体免疫力低下等因素，使得 ECMO 医院感染部位以下呼吸道为主，占 50%；其次是血液系统、皮肤软组织（ECMO 治疗插管部位）及泌尿系统。这提示我们对于 ECMO 治疗的患儿，应加强呼吸道、血液系统、插管部位皮肤等方面的护理及干预。

ECMO 辅助时间越长，其导管留置时间就越长，插管部位皮肤所受创伤增大，容易导致伤口周围皮肤感染；此外，较长时间留置尿管、引流管等，均增加感染风险。年龄较小患儿，因身体抵抗力低下，成为医院感染的高危人群。

第二节 预 防 措 施

一、ECMO 治疗前

患儿开始 ECMO 治疗前需将其所要居住病室及内环境做好前期准备。包括所有仪器设备、参与相关医疗护理辅助支持人员安排等。

（一）环境准备

备好单间病房对患儿实施保护性隔离，条件允许应预备好层流单间病房。患儿未进入病室前，将所有仪器设备擦拭清洁消毒后放置在病室内，仪器设备位置摆放合理便于每日对所有设备物表进行擦拭清洁消毒。所有设施到位后对病室进行紫外线消毒。病室内开始使用前持续开启空气净化设施进行空气消毒。病室门外悬挂醒目实施保护性隔离标识，明确标注进出隔离病室正确防护流程。备好一次性隔离衣、一次性手套、一次性帽子、口罩、手消液、鞋套等防护用品。

（二）人员准备

安排有一定临床经验且具有较强感控意识并能准确掌握各项防护措施的 ECMO 专业医护团队为患儿实行各项医疗护理行为。预设一名或两名院内感染控制监测专职或兼职人员负责患儿 ECMO 实施过程中预防院内感染制度措施的落实指导与监督工作。指定一名经过培训的保洁人员负责病室的常规清洁消毒及垃圾处理等。备好专用清洁消毒用物,专人专用。

二、ECMO 治疗中

ECMO 支持期间院内感染发生相关因素有 ECMO 支持时间、疾病严重程度、免疫系统损伤、肠道菌群移位、营养不足;大量侵袭性操作如 ECMO 插管、中心静脉导管(central venous catheter,CVC)、动脉导管、气管插管、尿管、胸腹腔引流管等;联合使用广谱抗生素;治疗中糖皮质激素的应用、血小板等血液制品的输入;医务人员无菌观念及保护性隔离措施实施等。在 ECMO 治疗辅助期间,以下措施可以减少感染的发生。

(一)管路预充

在 ECMO 管路准备及预冲过程中,严格按照无菌技术进行操作,防止管路污染。在安装管道的过程中,需要注意保持整体管道的无菌性和密闭性。

(二)导管置入

充分评估患儿置管手术区域皮肤情况,严格遵照无菌原则消毒皮肤,使皮肤表面形成无菌保护屏障,建立最大无菌屏障,遵循无菌原则严格按照手术规程进行导管置入。

(三)治疗过程管理

1. 病室环境 严格控制和限制医务人员进出病室,24 小时持续空气消毒,减少不必要人员流动,保证病房内相对安静。对于所有仪器设备物表的消毒可使用消毒纸巾擦拭,并遵循一物一巾的原则,每 4 小时消毒 1 次,定期进行细菌培养,检测消毒效果。

2. ECMO 管路　置管处伤口皮肤每日消毒，充分待干后无菌贴膜覆盖保护，防止细菌污染穿刺点皮肤。如遇敷料完整性破坏或渗血、渗液、污染则随时更换。严密观察伤口处有无渗出和异常分泌物。妥善固定管路，做好标记。防止因管路滑脱或移位造成穿刺处细菌移位导致逆行污染。各管路接头部位用无菌巾包裹。如经股静脉置管，感染机会增多需加强护理和观察。如无禁忌或过敏可考虑选用氯己定擦浴。

3. 体温监测　严密监测患儿有无体温异常波动，寒战等感染中毒症状出现。监测炎性指标异常。及时准确留取检验标本。根据病原学检查结果及药物敏感试验结果选择敏感抗菌药物。严格遵照医嘱时间规范给予抗生素治疗。ECMO 支持患儿可能会因仪器设备调控影响，机体严重应激状态异常反馈，体温表象和感染征象可能会轻于实际感染程度。为了能做出正确判断，医护人员应结合临床症状、体征、全面体格检查、血液分析、血生化分析、床边胸片等常规手段综合考虑。

4. VAP 预防　ECMO 术后医院感染部位以下呼吸道为主，可能与气管插管或切开、使用呼吸机、机体免疫力低下等因素有关；预防呼吸机相关肺炎采取集束化管理策略，具体措施如下：①严格培训并落实手卫生规范。院感监测管理人员时时监督执行。定时监测医务人员手卫生依从性。②严格执行床头抬高预防 VAP 的发生。③定时监测人工气道套囊压力，维持正常套囊压力，预防误吸的发生。④建议使用密闭式吸痰执行按需吸痰。⑤定时监测胃内残留量，防止患儿出现反流和误吸。⑥重视口腔护理，每天 2 次。降低 VAP 的发生率。⑦加强患儿痰液的引流，运用震动排痰机和人工辅助拍背相结合的方式,促进痰液引流。

5. 辅助治疗管路 ECMO 辅助治疗期间,使用血管活性药物、肠外营养、机械通气、股静脉置管、CVC、动脉导管、尿管等置管数增多以及长期管道都会增加患儿发生相关感染的危险因素。做好各类导管固定,防止导管滑脱,做好导管维护。各项治疗护理操作必须严格执行无菌原则,做好导管管理。中心静脉置管应加强评估,必要时予以更换。动静脉管路实行封闭管理,预防导管相关性血流感染;若必须通过管路采集血标本时,严格消毒接口,并尽量集中采血。严格执行手卫生,做好保护性隔离。减少不必要置管,管路置入前后需严格评估。

6. 营养支持 根据患儿病情尽早开始肠内外营养支持治疗。早期的肠内营养支持可以改善危重患儿的营养状态,减轻机体炎性反应,以维持脏器基本功能,促进病情恢复。

7. 皮肤护理 儿科患者个体差异较大。ECMO 治疗过程中,患儿多处于镇静状态中,自主运动或活动减少,置管侧肢体部分活动受限。置管前需对于活动受限部位和易产生压力性损伤部位实施保护性预防措施。治疗过程中严密观察受压部位皮肤变化。防止压力性损伤出现,减少感染的发生。

三、及早撤机

有研究显示随着 ECMO 辅助治疗时间延长,感染的发生增加。因此应尽可能缩短 ECMO 支持治疗时间。可有效降低感染的发生。撤除 ECMO 需经医生和护理人员共同严格缜密评估后,患者心肺功能稳定,及时尽早撤除 ECMO 支持。

四、培训与总结

开展 ECMO 支持治疗相关预防医院感染的培训;加强患儿治疗期间侵入性诊疗操作的监测与管理,建立有效的监测过程中的信息反馈制度;加强消毒、灭菌及隔离工作;发现感染高危因素及时分析、查找原因并进行持续质量改进,提高医务人员院内感染防护的责任感和依从性,以减少医院感染的发生。

第六章

ECMO 撤离

第一节　ECMO 撤离指征

经过一段时间的 ECMO 支持后,患儿各项指标若符合下列情况,可考虑试停 ECMO:心功能恢复正常;动脉和混合静脉氧饱和度恢复正常;血流动力学参数恢复正常;气道峰压下降,肺顺应性改善;胸部 X 线改善;血气和水、电解质正常。

如 ECMO 支持 1 周后出现不可逆的脑损伤或肺损伤、其他重要器官功能的衰竭、器官移植没有希望或顽固性出血,应终止 ECMO。

第二节　ECMO 撤离步骤

ECMO 的撤离步骤通常包括撤机前评估、撤机试验、撤机拔管三步。撤机前仔细评估患儿是否符合撤机指征,符合撤机指征的情况下,与外科医生、ICU 医生协商决定撤除 ECMO 方案,进行撤机试验。ECMO 终止后,应该继续观察患儿情况 1~3 小时,病情稳定则拔除插管,修复血管缝合切口,撤离机器。

一、撤机前评估

（一）VA-ECMO 的撤机标准

1. 心脏功能恢复良好，ECMO 流量减至原流量的 1/3 或低于 50ml/（kg•min）时，低剂量的血管活性药物能够维持满意的循环。

2. 心脏功能评估 超声心动图动态评估心功能，心室壁运动协调。

（二）VV-ECMO 的撤机标准

1. 肺部原发病、肺功能以及影像学等情况改善。

2. 机械通气 吸入氧浓度 <60%，潮气量 6～8ml/kg 情况下，气道峰压 <30cmH$_2$O，气道平台压 <28cmH$_2$O，PEEP≤10cmH$_2$O，维持氧合满意。

3. 血气分析 二氧化碳清除能力、氧合指数及内环境稳定。

二、撤机试验

（一）VA-ECMO 的撤机试验

1. 逐渐减小 ECMO 辅助流量，但转速不应低于 1500 转 /min。

2. 调整肝素剂量，维持 ACT 在较高范围（试验期间的主要风险是环路血栓，因此必须保持足够的抗凝），并观察出血情况。

3. 酌情调整血管活性药剂量。

4. 观察患儿血压、循环等情况（15 分钟～2 小时）。

5. 若血气良好、循环稳定可撤机。

（二）VV-ECMO 的撤机试验

1. 降低 ECMO 流量至起始流量的 20%～30%。

2. 将呼吸机参数调整到预计停止 ECMO 后可接受的设置。

3. 停止向膜肺供氧，将 ECMO 气流量调至 0，继续转流。

4. 观察患儿动脉血气、氧饱和度（1 小时或以上）。

5. 复查血气良好，可撤机。

三、撤机拔管

拔管手术前准备：无菌缝合线、碘伏、无菌纱布、吸引器、管道钳、鱼精蛋白、镇静药物等。清醒、无气管插管的 ECMO 患儿，在停 ECMO 前 4 小时开始禁食水，预防呕吐造成误吸。

VA-ECMO 拔管步骤：夹闭动静脉管道停机并保持动静脉桥连接开放，以备再次辅助。如果患儿较为紧张，可以给予镇静剂、肌肉松弛剂，防止拔管时空气吸入静脉插管。新生儿可直接结扎动静脉，缝合皮肤伤口，铺盖无菌敷料。术后遵医嘱给予鱼精蛋白中和肝素的抗凝作用。

鱼精蛋白是一种从鱼类及哺乳动物的成熟精巢组织中提取的强碱性阳离子多肽，其阳电荷基团能与肝素上的阴电荷簇结合形成稳定的复合物，从抗凝血酶 -Ⅲ 置换出肝素，阻碍肝素 -AT-Ⅲ 复合物的形成，阻止 AT-Ⅲ 构象发生改变，降低抗 Ⅹa 活性，减弱 Ⅹa 因子的灭活，促使凝血功能恢复。且鱼精蛋白有较高的亲脂性和较大的分布容积，从而具有有效拮抗肝素抗凝的作用。

但鱼精蛋白也会产生一些不良反应：①快速给药反应，动脉或静脉给药时会出现短暂血压下降，对有低血容量和左心功能不全者更易发生。其可能机制是鱼精蛋白可以刺激体循环系统导致一氧化氮的合成和释放，从而导致动脉压下降。②过敏样反应，表现为非心源性肺水肿和全身广泛组织器官水肿，可在 30 秒内发生，也可潜隐起病，死亡率很高。③灾难性肺血管痉挛反应，在少量鱼精蛋白注射后便可发生。对有肺动脉高压和肺循环异常者尤易发生，可能与病变的肺血管内皮合成前列腺素能力降低，而血栓素 A2 升高，导致肺血管收缩所致有关。④延迟性非心源性肺水肿型。表现为气管内溢出大量粉红色泡沫痰，其机制可能是鱼精蛋白或鱼精蛋白 - 肝素复合物对血小板或中性粒细胞产生作用，激活体内补体产生 C3a 和 C5a，从而产生肺损伤。用药期间，护理人员应注意观察有无上述不良反应的发生。

VV-ECMO 拔管步骤：相对于 VA-ECMO 方式较为简单，停机后在无菌条件下拔出静脉插管，认真清理创口。拔出插管时压迫止血，新生儿不需要修复血管直接结扎即可，体内也不需要使用鱼精蛋白中和。

第三节　撤机后护理要点

一、撤机后的监护

撤机时，ECMO 治疗 7 天内，有条件的中心可以通过抗凝、洗血球的方法回输管道内的血液。此时，患儿体内丢失一部分血液，有可能会出现心率增快、血压下降等表现，因此，应密切监测患儿生命体征，遵医嘱调整血管活性药物、输入红细胞、调整呼吸机参数等。

撤机后，注意呼吸道管理，加强胸部物理治疗。伤口每日换药,注意观察有无渗血、脂肪液化。选择颈部插管的患儿,颈动脉供血可能会受影响,因此,注意观察患儿意识变化,有无神经系统损害。股静脉和股动脉插管的患儿,注意观察下肢有无缺血表现,监测足背动脉搏动情况等。撤机后常规行心脏超声及血管超声检查,评估患儿心功能及血管内有无血栓。根据原发病进行常规护理。

拔管后停用肝素持续性输注,若插管有血栓,遵医嘱给予肝素负荷量一次。

二、撤机后仪器的管理

ECMO的环路正确进行垃圾分类处理。水箱管路用接头连接,如无接头可先用管道钳夹闭。仪器擦拭消毒,摆放至备用位置并保护好泵头,避免磕碰。

第七章

ECMO 相关专科护理技术及特殊护理

第一节　ECMO 患儿血管通路的建立与维护

一、静脉通路的建立

在使用 ECMO 治疗期间需要同时输注多种血管活性药物、血制品等，且患儿病情危重，需紧急建立外周静脉和深静脉通路，通常首选放置 CVC、经周围静脉置入中心静脉导管（peripherally inserted central catheter，PICC）。CVC 中心静脉管路可同时起到输注液体和 CVP 监测作用。

使用 ECMO 治疗期间，患儿全身肝素化，故应在上机前进行静脉通路的建立。外周静脉首选上肢，由于 ECMO 治疗中，可出现下肢缺血，严重者出现肢体坏死，故避免选择下肢外周静脉。深静脉置管前，需要预留 ECMO 置管部位，CVC 置管部位一般包括颈内静脉、颈外静脉、锁骨下静脉和股静脉；通常首选颈内或颈外静脉，因为股静脉置管感染风险高，锁骨下静脉置管操作风险大，易误伤动脉，造成血气胸。

二、动脉通路的建立

动脉置管的目的是能够及时、准确地反映患儿动脉血压的动态变化，协助病情分析，指导血管活性药物的使用与调节；能够间接用于判断血容量、心肌收缩力、周围血管阻力以及心脏压塞等情况；同时能够通过动脉置管进行血标本的采集。

使用 ECMO 治疗期间在血管通路建立中需要股动脉、股静脉或颈内静脉，留给有创动脉血压监测的可用血管相对有限。使用 ECMO 治疗的患儿在留置有创动脉压监测时，理想有创动脉压监测部位首选右侧桡动脉或肱动脉，由于置管位置更接近心脏，受 ECMO 血流影响小，经右上肢抽取的动脉血气标本更能反映冠状动脉和脑血流的氧含量以及心脏供血的真实情况。有条件的情况下，应使用血管可视化技术或血管显影装置确认位置后再行穿刺以提高穿刺的成功率。

三、动、静脉管路的维护

评估导管外露长度和敷贴；穿刺点有无红、肿、分泌物及渗血；使用无菌透明、半透明敷料，每 5～7 天更换一次；纱布敷料至少每 2 天更换一次；若敷贴有卷边、潮湿等，及时更换；输液器及输液辅助装置、微量泵注射器及输注泵用管路等需要 24 小时更换；输血装置需每 4 小时更换一次；无菌输液接头至少 96 小时更换一次，污染时随时更换。

压力传感器每 96 小时更换 1 次，导管内残留血液应及时冲洗，导管完整性受损、污染时立即更换。其他组件（管道、连续冲洗设备）应与传感器同时更换。妥善固定管路，严防打折及脱落，使用无菌透明贴膜外固定。

四、并发症的预防和护理

（一）静脉导管相关并发症

1. 液体渗漏 血管选择不当、进针角度过小、固定不牢、患儿躁动、外套管未完全送入血管内或套管与血管壁接触面积太大等原因均可导致液体渗漏。轻者出现局部肿胀、疼痛等刺激症状，重者可引起组织坏死。为避免液体渗漏，护理人员应熟练掌握穿刺技术，妥善固定导管，必要时进行保护性约束。

2. 导管堵塞　造成导管堵塞的原因较为复杂，通常与静脉营养输液后导管冲洗不彻底、封管液种类、用量以及推注速度选择不当、患儿的凝血机制异常等有关。因此，在静脉营养输液后应彻底冲洗管道，每次输液完毕应正确封管，要根据患儿的具体情况，选择合适的封管液及用量。

（二）动脉导管相关并发症

1. 导管堵塞　导管堵塞是导管留置过程中最常见的非感染性并发症，可分为血栓型和非血栓型。非血栓型导管堵塞主要是机械性因素，血栓型导管堵塞由血栓形成引起，血栓形成是有创动脉测压最严重的并发症。导管相关性血栓又可分为外在血栓和内在血栓。前者是血管壁血栓；后者根据血栓形态和部位分为腔内血栓、导管顶端血栓和纤维素鞘。完全性堵塞表现为阻力大，回抽时无回血；不完全性堵塞表现为冲管时通畅，回抽时无回血。血栓形成主要与置管时间、导管类型和血液高凝状态，肝素配制浓度低，动脉系统是高压系统等因素有关。重症休克、高凝状态、高血压患儿血栓形成机会比一般患儿高 3～5 倍。患儿过多活动而导致导管出现回血也可引起导管的血栓形成。

保持导管通畅，避免置管部位受压、屈曲。密切观察血压波形，定时检查管道，若出现变化及时查找原因并处理。严密观察患儿置管肢端皮肤颜色、温度，甲床颜色，出现肢端苍白等缺血现象立即拔除导管，不可强行冲管，必要时紧急手术。选择合适的穿刺针,穿刺时动作轻柔,争取一次穿刺成功,避免反复穿刺。

2. 导管脱落 导管脱落多是因为导管固定不牢固或肢体未进行约束,或患儿烦躁、躁动,自行拔除导管。妥善固定导管;穿刺肢体应用约束带;对烦躁患儿适当给予镇静剂;操作时动作轻柔,并定时检查,防止导管松脱。动脉留置导管接头应用旋锁接头,尽量不用普通接头。

3. 感染 导管相关性感染为穿刺部位皮肤寄生菌在穿刺当时或之后沿导管表面侵入血、远处部位引起的血源性装置污染。

严格无菌操作可有效减少导管相关性感染的发生率。导管留置期间,严密观察患儿体温变化,如患儿出现高热、寒战应及时寻找感染源,立即拔除导管,取创面物培养或导管前端做培养,以协助诊断,行抗感染治疗。

第二节 ACT监测技术

一、ACT监测

体外循环中监测ACT是对肝素抗凝和鱼精蛋白拮抗肝素用量的常规监测手段。ECMO治疗中由于血液在体外与大量非生理性的异物表面接触,因此,必须采用全身肝素化的方法避免血液凝固。ACT监测仪的稳定性和患儿对抗凝的个体差异使不同患儿ACT安全范围变化较大,维持ACT目标为正常测量值的1.5倍即可。通常每小时测定ACT一次。从患儿的留置血管通路中抽取1ml血样,注入一次性ACT试管内,通过操作流程启动ACT监测仪。完成测试后,调整肝素的滴定速度从而获得理想的 ACT 结果。使用前先检查 ACT 监测仪工作状态是否正常。

二、ACT 监测技术的实施

1. 打开 ACT 监测仪电源,机器预热 10 分钟。

2. 将 ACT 试管放入试剂槽中(此时切勿将试剂槽推入机器中),预热 3~5 分钟。

3. 输入患儿 ID、用户 ID 和试管批号。

4. 选择合适的试管类型。

5. 用注射器抽取约 1ml 血样。

6. 将试管自试剂槽中取出,轻弹底部,使高岭土试剂混匀。

7. 将注射器的针头插入试管至底部,缓缓注入血样,注意避免气泡在试管中产生。

8. 当血样液平面到达两刻度线之间时,停止注入,取出针头。取出针头时需注意不要将针头血滴黏附在试管内壁和黑色旗标杆上。

9. 将试管放入试剂槽,轻轻推入机器,开始检测,等待机器停止转动,读数。

10. 测试结束时液晶屏上会显示两个通道的平均值和差异值,若差异值 / 平均值 × 100%< 12%,则测试成功,接受该平均值,同时记录下差异值备查。

注意事项:

1. ACT 监测理论上采用不混有肝素的静脉血,但也可以用动脉血(不含肝素),最好采用同种血样。

2. 标本留取方法正确　血液注入速度切勿用力过猛、速度过快,不要让血样产生泡沫。

3. ACT 监测仪稳定性差,专人专用。

第三节 经导管血标本采集技术

一、经开放式动脉导管的标本采集

1. 注射器准备 准备 2~5ml 注射器数个;

2. 稀释血液移除 戴手套,用酒精棉片包裹三通空气端接口,用机械法强力擦拭消毒 15 秒,待干,连通注射器,打开患儿动脉端,抽出导管死腔体积 3 倍的混合血液,将三通转动至三不通(患儿端、空气端、冲洗液端)状态;

3. 标本采集 移除注射器,将注射器与三通连接,打开三通,抽取所需血液量。将注射器与导管分离后再次用酒精棉片包裹三通空气端接口,用机械法强力擦拭消毒 15 秒后充分待干,同法擦拭消毒帽后旋紧;

4. 稀释血液处理 一般建议废弃混合血液,对于失血性休克等患儿,在保证混合血液未出现血凝块及无污染风险的情况下,可考虑回输入患儿体内;

5. 冲洗导管 按压冲洗阀门,冲洗动脉导管;转动采血处的三通,将三通内的血液冲洗干净,关闭三通。新生儿和儿童的冲洗液可选用 0.9% 的生理盐水(加或不加肝素),若使用肝素生理盐水封管,可使用 0~10U/ml 肝素盐水封管。但需要密切观察因肝素引起的血小板减少症及其后续的出血和血栓风险。

二、经中心静脉导管的标本采集

由于 ECMO 患儿使用抗凝剂,存在凝血功能障碍,直接静脉穿刺采集血标本存在疼痛、皮肤和周围神经受损、出血

或血肿等风险,因此建议经中心静脉导管采血。护士应遵循以下步骤进行操作:

1. 携用物至床边,主动核对患儿身份;

2. 经中心静脉导管采血前,应停止输液 10 分钟,抽取血培养以外的血标本前用 0.9% 氯化钠注射液 10～20ml 冲管;

3. 戴一次性橡胶手套,取下输液接头或肝素帽;

4. 酒精棉片摩擦消毒导管外口 15 秒;

5. 根据采样项目丢弃适量血液。经中心静脉导管采集血培养时,不能弃去导管内血液,直接采取足够的血量即可。凝血功能检测需弃去最初的 5ml 或 6 倍管腔体积的血液,其他检测需弃去最初的 2 倍管腔体积的血液(儿童约 3ml)。确诊导管相关血流感染抽取血培养时,无须弃血;

6. 更换新的注射器,抽取所需血量;

7. 将抽取的血依次缓慢注入相应检测项目的真空采血管内;

8. 抽血毕,用 0.9% 氯化钠注射液 10～20ml 冲管;

9. 更换新的输液接头或肝素帽;

10. 再次核对患儿、血标本、采血条码,标本及时送检。

11. 清理用物,按垃圾分类处理。洗手,记录。

第四节　压力性损伤的预防与护理

ECMO 治疗期间,为减轻患儿的焦虑、降低机体氧耗、减少心肺做功、避免管道移位和置管部位出血等,患儿常处于长时间机械通气和深度镇静状态。接受 ECMO 治疗的患儿常使用血管活性药物,如肾上腺素、多巴胺等,可以通过将血液从体内分流到重要器官来改善循环障碍,但却剥夺了毛细血管床所需的氧气和营养，尤其是骨隆突处的组织缺血、缺氧、坏死可能性较大，压力性损伤发生风险较高。ECMO早期，患儿处于限制性体位，也加大了压力性损伤发生的概率。压力性损伤即皮肤或皮下软组织的局部损伤，表现为完整的皮肤或开放的溃疡，可能伴疼痛，通常发生在骨突部位、相关医疗或其他器械压迫部位。

一、压力性损伤风险评估

《2019版预防和治疗压力性损伤：快速参考指南》提出患儿入院后，护理人员应尽快评估其压力性损伤风险，并在此后定期评估。Braden-Q儿童压力性损伤评估量表被广泛应用于儿童压力性损伤的评估，包括移动度、活动度、感知觉、浸渍、摩擦与剪切力、营养及组织与灌注7个条目，各条目评分1～4分，总分7～28分，分值越低发生压力性损伤的危险就越高。22～25分为轻度危险；17～21分为中度危险；<16分为高度危险。对于轻度危险及以上患儿（≤22分），需建立"压力性损伤措施表"，于床尾悬挂"防压力性损伤"标识，同时根据患儿实际情况采取适当防护措施。

二、压力性损伤的预防

（一）高危部位损伤的预防

加强对患儿易发生损伤部位的预防保护，可明显减少压力性损伤发生。在使用ECMO治疗期间，随着体位的不同，易造成压力性损伤的部位亦不同。如患儿仰卧位时，易发生压力性损伤的部位有枕后、耳后、颈后、肩胛、骶尾、足跟及外踝等；患儿俯卧位时，易发生压力性损伤的部位有外耳郭、耳后、下颌、前胸、髋骨等；可以在使用ECMO治疗前将这些部位予以预防性保护,如贴水胶体或泡沫敷料、垫软垫、使用多功能气垫床等,以防止压力性损伤的发生。

(二)器械相关压力性损伤的预防

《器械相关压力性损伤预防指南》(2020 版)指出新生儿和儿科患儿、重症监护患儿是发生压力性损伤的高危人群。该指南指出,使用预防性敷料可有效降低器械相关压力性损伤。此外,每天至少应评估 2 次与医疗器械接触处及周围皮肤组织有无压力性损伤的迹象。因此,所有与 ECMO 管路相接触的皮肤,均需预防性粘贴水胶体敷料,从而减轻管路对局部皮肤的刺激和直接压迫。

(三)改善营养状况

未出现消化道症状的患儿,及时开展肠内营养;对于消化道异常患儿,予以肠外营养,以达到改善患儿营养状况,进而减少压力性损伤的发生或促进压力性损伤伤口愈合。

三、压力性损伤的分期与处理措施

压力性损伤的分期与处理措施见表 7-1。

表 7-1　压力性损伤的分期与处理措施

分期	具体描述	处理措施
1	指压不变白红斑,皮肤完整	液体敷料轻涂患处
2	部分皮层缺失,真皮层暴露	水疱直径小于 5mm 可自行吸收;超过 5mm,可抽取疱液后局部消毒;未感染的 2 期压力性损伤可用水胶体敷料、水凝胶敷料、聚合物敷料;若有中或重度渗液量,使用泡沫(包括氢化聚合物)敷料;对于难愈性 2 期压力性损伤可采用脉冲电流电刺激促进伤口愈合

续表

分期	具体描述	处理措施
3	全层皮肤缺失	清创；控制感染；根据伤口情况选择合适敷料：若未感染且渗液量少，可使用水凝胶敷料；若有中度渗液量，使用藻酸钙敷料；促进愈合：应用血小板衍生生长因子；也可采用脉冲电流电刺激、非接触式低频超声疗法、1MHz 高频超声疗法促进伤口愈合
4	全层皮肤和组织缺损	清创；控制感染；监测营养指标；根据伤口情况选择合适敷料：对于未感染且渗液量少，可使用水凝胶敷料；若有中度渗液量，使用藻酸钙敷料。促进愈合：应用血小板衍生生长因子；也可采用脉冲电流电刺激、非接触式低频超声疗法、1MHz 高频超声疗法促进伤口愈合
深部组织损伤	持续不变白的深红色、栗色或紫色改变	皮肤完整时，液体敷料外涂；出现水疱按 2 期压力性损伤伤口处理；坏死组织较多，遵循 3、4 期压力性损伤伤口处理。可疑深部组织损伤可采用非接触式低频超声疗法促进伤口愈合
不可分期	被覆盖的全皮层皮肤和组织缺失	伤口因焦痂或坏死组织覆盖而无法进行分期时，先清除焦痂和坏死组织。伤口处理遵循 3、4 期压力性损伤的处理措施

四、压力性损伤的预防和护理标准化操作流程

科室应制定 ECMO 患儿压力性损伤的风险评估与预防措施标准化操作流程（图 7-1），并对 ECMO 专科护理团队成员进行培训，所有成员均按此流程对患儿进行护理。

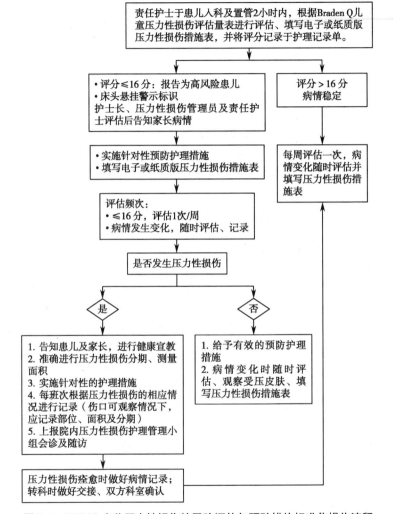

图 7-1 ECMO 患儿压力性损伤的风险评估与预防措施标准化操作流程

第五节 非计划性拔管的预防和护理

ECMO主要应用于循环、呼吸支持和替代体外循环,可为严重循环、呼吸衰竭的患儿提供稳定的循环血量及氧供,使心、脑、肺等重要脏器的功能逐渐恢复。但ECMO患儿病情危重,往往会同时置入ECMO管路、气管插管、CVC、PICC中心置管、动脉置管、导尿管、胃管等众多管路。非计划性拔管是ECMO治疗中的严重并发症之一,一旦发生,可危及患儿生命。因此,对非计划性拔管的风险进行科学评估并采取有效的预见性防护措施显得尤为重要。

一、导管分类

根据导管的位置、作用及发生非计划性拔管后的危害性大小,将导管分为低危、中危、高危。其中低危导管为发生非计划性拔管后对患儿身体危害较低、损失较小的导管,如胃管、导尿管、氧气管、输液管等;中危导管为发生非计划性拔管后对患儿身体危害较大、损失较大,但未危及生命的导管,如CVC、PICC中心静脉管、造瘘管、胸腔引流管、腹膜透析管、心包纵隔引流管等;高危导管为发生非计划性拔管后对患儿身体危害大、损失大,可能危及生命的导管,如ECMO管路、口鼻气管插管、脑室引流管、血滤管等。

二、非计划性拔管风险评估与护理

护理人员可通过非计划性拔管风险评估记录表(表7-2)对患儿进行评估,据此判断患儿是否为高危人群。该评估表共包括9项危险因素。责任护士在患儿入院、转科及新置管

2 小时内进行首次评估,随后每周复评一次。当总分≥16 分时,判断为非计划性拔管高危患儿,需采取预防措施(表 7-3)。

表 7-2 非计划性拔管风险评估记录表

姓名:	性别:		年龄:		病案号:
入院诊断:			入院日期: 年 月 日		
留置管路 1:气管插管、气管切开套管			日期:		
留置管路 2:PICC、CVC			日期:		
留置管路 3:动脉留置管路、动静脉切开置管			日期:		
留置管路 4:胃管、尿管、造瘘管			日期:		
留置管路 5:各种引流管			日期:		
留置管路 6:腹膜、血液透析管路			日期:		
留置管路 7:ECMO 导管			日期:		
留置管路 8:其他注明			日期:		

非计划性拔管危险因素评估

指标	分类	分数	评估日期		
年龄	0～3 岁	3			
	4～8 岁	2			
	≥9 岁	1			
留置时间	≥11 天	3			
	6～10 天	2			
	1～5 天	1			
意识	谵妄 / 躁动	3			
	浅昏迷	2			
	正常	1			

续表

指标	分类	分数	评估日期		
约束	无	2			
	有	1			
固定方式	仅 1 种固定方式	3			
	2 种固定方式	2			
	2 种以上固定方式	1			
管路数量	>3 条管路	3			
	2～3 条管路	2			
	1 条管路	1			
管路种类	高危导管	3			
	中危导管	2			
	低危导管	1			
耐受程度	不耐受	3			
	基本能耐受	2			
	能耐受	1			
管周部位	潮湿	2			
	正常	1			
总分					
评估者签名					

三、非计划性拔管高危患儿预防措施

针对非计划性拔管高危患儿的预防措施包括:床头悬挂"预防管路滑脱"标识;责任护士每小时巡视一次,检查导管位置、深度及固定情况并记录;合理摆放各种管路、避免导管受压扭曲;移动或更换体位时,先评估导管长度、妥善固定,防止托、拉、拽等行为，操作后再次检查管路的固定及通畅情况。告知患儿及家属可能出现管路滑脱的危险性，关注患儿的不适主诉，遵医嘱使用镇静药物等。具体见表 7-3。

表 7-3　非计划性拔管高危患儿预防措施

	项目内容	执行日期		
1	悬挂警示牌，密切观察			
2	合理使用约束			
3	妥善固定导管			
4	注意患儿体位、合理摆放各种管路、避免导管受压扭曲			
5	遵医嘱使用镇静药物			
6	每小时巡视一次患儿、检查固定情况			
7	每班次床头交接班，记录导管长度、固定及通畅情况			
8	进行诊疗护理需要移动或更换体位时，先评估导管长度、妥善固定，防止托、拉、拽等行为；操作后再次检查管路的固定及通畅情况			
9	保持局部皮肤清洁、干燥			
10	对于清醒患儿，进行心理疏导和安全教育			
11	必要时请护理会诊			
12	告知患儿及家属可能出现管路滑脱的危险性、注意事项等			
13	其他（请注明）			
责任护士签名				

四、非计划性拔管的预防和护理标准化操作流程

科室应制定 ECMO 患儿非计划性拔管的风险评估与预防措施标准化操作流程（图 7-2），并对 ECMO 专科护理团队成员进行培训，所有成员均按此流程对患儿进行护理。

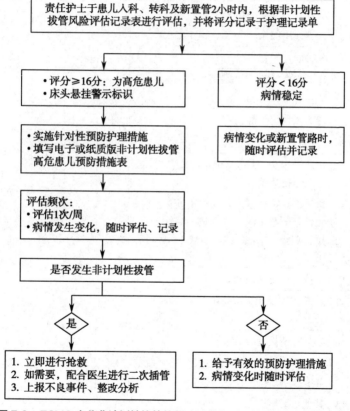

图 7-2　ECMO 患儿非计划性拔管的风险评估与预防措施标准化操作流程

第八章

ECMO 联合连续性肾脏替代治疗的护理

ECMO 支持心肺衰竭患儿的过程中，经常出现急性肾损伤和液体超载等问题，导致液体治疗困难和内环境失平衡。据报道 ECMO 患儿中急性肾损伤的发生率高达 70%～85%。新生儿先天性膈疝 ECMO 治疗中急性肾损伤发生率 71%，小儿心脏 ECMO 患儿急性肾损伤发生率 71%，ECMO 患儿合并严重急性肾损伤，死亡率高，机械通气时间和 ECMO 持续时间长。急性肾损伤发生的原因主要有以下两方面，一方面 ECMO 支持前严重低心排综合征导致肾脏低灌注，其次是 ECMO 治疗过程液中红细胞的机械损伤导致溶血。另一方面，ECMO 治疗期间，儿童液体管理比较困难，由于全身炎症反应，液体容易外渗到软组织中，为维持灌注压，大量的液体输入及长时间使用肌松剂、血管扩张药也会引起全身水肿，导致肺顺应性差，气体交换及氧的供给下降，继发肾功能衰竭。CRRT 能最大限度地模拟肾脏对水和溶质的清除模式，持续、缓慢地清除体内水和溶质，稳定内环境和减轻肺水肿。50%～60% 的 ECMO 患儿需要联合使用 CRRT 治疗。

第一节 ECMO 联合 CRRT 适应证

一、ECMO 时 CRRT 适应证

(一)液体超载

ECMO 支持过程中,约超过 40% 患儿发生液体负荷过重,即液体超载。ECMO 期间 CRRT 开始时间取决于液体超载的程度。液体超载率的计算公式为(当日体重 − 入院当时体重)/ 入院时体重 × 100%。当液体超载 < 10% 时,可通过利尿剂或限制液体入量等方法解决;当液体超载 > 10%,且经限制液体入量和使用利尿剂等效果不佳时,考虑进行 CRRT 辅助治疗;当液体超载 > 20%,需及时联合 CRRT。

(二)急性肾损伤

合并急性肾损伤患儿经利尿等措施不能改善时,主张早期联合 CRRT。急性肾损伤定义为:48 小时之内血肌酐增加 ≥0.3mg/dl($≥26.5\mu mol/L$);血肌酐增加 ≥1.5 倍基线值;尿量 < 0.5ml/(kg·h)持续 6 小时以上,并排除尿路梗阻与液体不足等因素。

(三)电解质紊乱

如高钠或低钠危象、高钾血症(> 6.5mmol/L),常规治疗效果不佳时。

(四)其他

如毒物或药物等中毒、某些原发病需要 CRRT 等。

二、CRRT 时机

除了适应证,ECMO 的肾脏替代疗法时机一直存在争

议，由于现阶段对早期急性肾损伤诊断不明确，因此没有强有力的证据支持开始进行 CRRT 治疗的时机。但大多数文献发现，及早进行透析治疗存活率高，建议在尿毒症相关并发症出现前开始进行血液净化治疗。

第二节　ECMO 中血液净化技术实施

一、CRRT 模式

由于 ECMO 患儿血流动力学不稳定，需要提供有针对性的液体平衡，并提供稳定的溶质清除，因此 CRRT 是目前 ECMO 中最常见的支持形态。CRRT 是通过长时间、连续的体外血液净化治疗以替代受损的肾功能。

1. 连续动静脉血液滤过（continuous arterio-venous hemofiltration，CAVH）

2. 连续静脉 - 静脉血液滤过（continuous reno-venous hemofiltration，CVVH）

3. 动静脉连续缓慢滤过（slow continuous ultrafiltration，SCUF）

4. 连续动静脉血液透析（continuous arterio-venous hemodialysis，CAVHD）

5. 连续静脉 - 静脉血液透析（continuous veno-venous hemodialysis，CVVHD）

6. 连续动静脉血液透析滤过（continuous arterio-venous hemodiafiltration，CAVHDF）

7. 连续静脉 - 静脉血液透析滤过（continuous veno-venous hemodiafiltration，CVVHDF）

二、ECMO 与 CRRT 的连接方式

（一）CRRT 独立运行

通过建立新的静脉通路运行 CRRT，一般适用于 CRRT 早于 ECMO 运行前，或 ECMO 循环不稳定时。此种连接方式优点是对超滤以及 ECMO 血流动力学影响较小，缺点是需要建立独立的血管通路，CRRT 滤器额外增加抗凝剂，增加抗凝管理难度。

（二）滤器连接于 ECMO 血流通路

操作简单、费用低、易设置、血容量需要量少，但不能准确掌控超滤量，不能精确测量滤器的压力，发生滤器阻塞或凝固不易及时发现，临床应用较少。

（三）CRRT 设备与 ECMO 连接

将预充好的血滤机接入到 ECMO 管路中，此种连接方法优势明确，能精确控制 CRRT 血流速度，精确计算液体平衡，减轻护士的工作负担。此种连接方式对于血滤机的嵌入位置没有统一的指导意见。根据 ECMO 循环管路的压力测试选择具体连接方式。ECMO 离心泵前是负压，离心泵到膜肺之间是正压。CRRT 血滤机设计是连接在 CVP 为 0～20mmHg 范围内，而 ECMO 血流速度快，血滤机连接后压力不符合原来的设计，容易导致 CRRT 动脉端压力、静脉端压力发生紊乱。常见的连接方式及优缺点见表 8-1。

国内关于 ECMO 治疗成人重症呼吸衰竭推荐意见中提到，CRRT 可采用单独的血管通路，也可将 CRRT 设备接入 ECMO 环路，利用 ECMO 环路中的预留接头作为 CRRT 的引流和输入接口，连接 CRRT 机器。为减少分流，建议采用膜后引血膜前回血的方式连接，可利用膜肺捕捉气泡或血凝

块,防止发生气栓或血栓事件。

表 8-1 血滤机嵌入 ECMO 不同位置优缺点

引血端	回血端	优点	缺点
离心泵后膜肺前(近离心泵)	离心泵后膜肺前(近膜肺)	无空气栓塞危险;可阻挡血栓;回血端正压;无氧合分流、无自循环	引血端为正压,需要额外的连接接口,有血栓风险
膜肺后	膜肺前	可以监测膜前、膜后压力,使用原有接口,回血端正压,避免空气栓塞	易触发动脉压、静脉压高压报警
膜肺后	离心泵前	CRRT 流量最稳定,回路无阻力	回血端负压,有空气栓塞风险,需要额外连接管路
离心泵后	离心泵前	CRRT 流量大,静脉端无阻力	触发静脉端低压报警,动脉端高压报警
膜肺后(近回路导管)	离心泵前(近引血导管)	CRRT 流量最稳定,回血端无阻力	需要额外的连接管路

第三节 ECMO 联合 CRRT 治疗的监护要点

一、循环系统的护理

ECMO、CRRT 治疗时引血均易造成循环系统变化,需严密监测心率、心律、血压、血氧饱和度及血气分析的变化,调节灌注量,直到循环稳定、酸碱电解质恢复平衡。CRRT

引血时血流速度要慢,新生儿控制在10～25ml/min,婴幼儿控制在25～50ml/min,儿童控制在50～100ml/min。由于ECMO水箱的加温和降温作用,一般不需要额外使用CRRT设备的加热器,但ECMO温度不宜过高,血温控制在35～37℃为宜。一方面,温度降低,机体代谢率及氧耗降低,有利于心脏功能恢复,减少机体炎性介质激活;另一方面,低温容易导致机体免疫受抑及凝血功能下降,增加感染和出血风险,因此ECMO支持中的温度控制,需要根据患儿整体情况及利弊权衡等因素综合判定。

二、液体及出入量管理

做好液体管理,保持出入量平衡,准确记录置换液、超滤液量、尿量,关注患儿电解质变化,保持内环境稳定。

三、凝血功能监测

目前ECMO具有肝素涂层管路,管路血流快(500～5 000ml/min),因此,如患儿出血较多,可短时间内暂停肝素抗凝。而CRRT管路尽管也有肝素涂层,但血流较慢(50～150ml/min),透析器膜面积约1.2m^2,如不抗凝导致血小板破坏和凝血因子消耗,一般情况下需抗凝(维持ACT目标为正常测量值的1.5倍),因此ECMO联合CRRT常规需要肝素抗凝治疗,CRRT局部循环通路适当提高肝素剂量,同时降低ECMO局部通路肝素剂量,整体使用肝素剂量不变。如患儿出血较多或需要维持非常低的ACT目标值或肝素暂停时,可考虑CRRT管路局部枸橼酸抗凝,同时注意监测患儿凝血功能。

四、ECMO及CRRT管路的护理

（一）ECMO氧合器观察

严密监测氧合器性能，观察氧合器凝血情况，观察膜肺颜色变化，颜色变深提示有凝血倾向，应及时更换氧合器，遵医嘱调节肝素剂量。

（二）监测ECMO流量及压力参数变化

密切监测ECMO流量变化，保持转速和流量稳定。同一转速下若流量降低、CRRT血泵停止或压力异常，可能为血栓形成、管道移位或打折，需及时处理。离心泵前压力不超过 −30mmHg，负压过高易溶血；氧合器前压力控制在300mmHg以下，负压过高提示氧合器内可能有血栓形成，氧合器压力差升高提示有血栓形成风险，需每小时动态观察各项压力参数的变化并记录。

（三）监测CRRT压力参数变化并记录

如采用血滤机嵌入ECMO的方式，会造成CRRT动脉端及静脉端压力紊乱，不及时处理，会造成停机，影响血滤效果，可通过调整血滤机报警线阈值、降低ECMO血流速度、改变血滤机嵌入ECMO位置、使用额外压力控制线等方式，减少ECMO对CRRT的影响。护士需关注滤器凝血的情况，防止破膜。

（四）预防管路滑脱

妥善固定ECMO及CRRT连接管路，防止脱管。使用血管钳固定在床单上，松紧适宜，增加缓冲，防止牵拉，定时评估管路位置，可使用辅助固定工具，如弹力绷带、固定器、黏性较好的敷料等保护导管。更换体位时注意保护管路，避免牵拉，给予患儿适当保护性约束及镇静。保持ECMO、血滤机各管道接头及电源接头连接紧密,做好仪器摆放及电源管理,准备应急电源,确保仪器正常运行和安全。

五、并发症的管理

ECMO 支持条件下的 CRRT 并发症包括技术并发症和临床并发症,其中技术并发症的发生率与设备及医护人员的技术熟练程度有关。

(一)技术并发症

1. 血管通路血流不畅 置管时动脉内径减少、插管长度增加或扭曲、贴壁都可导致血流量急剧下降。需严密观察 ECMO 运转情况,监测 ECMO 流量,及时处理各种报警。

2. 管路连接并发症 管路中任何部位都可发生连接不良,特别是和 ECMO 管路串联的时候,任何连接不良导致管道破裂都可危及生命。连接过程中确保连接部位紧密,每班观察接口处连接情况,避免接口松动。

3. 空气栓塞 CRRT 机器及 ECMO 机器均有空气监测和报警系统,可以预防空气栓塞的发生,但与 ECMO 机器套接时操作不当仍可发生空气栓塞,因此,管路预充时,连接处需连接紧密,尤其是三通连接处排气干净,避免在 ECMO 管路输液、采血,减少三通的开放,每班观察接口处情况。CRRT 治疗中及时更换置换液,防止空气进入环路。血滤机接入和撤离 ECMO 环路过程中,需医护密切配合。每日检查环路运转情况,出现异常,及时处理。

4. 滤器功能丧失 血滤器是最易形成血凝块的部位之一,选择合适的抗凝方案及 CRRT 模式以减少滤器内血凝块形成的概率。滤器血凝块形成导致跨膜压增高,引起溶血。监测环路系统是否有血栓形成,监测患儿凝血功能。

（二）临床并发症

1. 出血　是最常见并发症，出血部位常见于颅内、鼻腔、口腔、肺、胸腔、腹腔，也可见于插管部位、手术部位、胸腔引流管部位、穿刺部位出血等。评估瞳孔、黏膜、各管路、穿刺部位是否有出血；评估胃液、胸腔引流液、尿液、粪便的颜色与性状。动态监测凝血相关指标，综合评价凝血功能，及时调整抗凝方案，保持患儿凝血功能正常。避免和减少穿刺、拔除管路、各类注射等操作；采集血标本首选原有动静脉通路，其次为 ECMO 循环管路；护理操作时注意保护黏膜；监测血小板计数、血细胞比容、ACT 和凝血指标。一旦发生出血，积极寻找出血原因，黏膜和其他部位轻度出血可采用按压、填塞、加压包扎的方法；较大量的血液丢失，应及时补充血液制品，降低 ACT 水平有助于控制出血，但增加了 ECMO 管路形成血栓的机会，应加强实验室纤溶相关检查，长时间出血或严重出血应考虑提前终止 ECMO。

2. 感染　包括管路相关性感染和操作不当导致的感染。体外循环管路连接处、取样处和管路外露部分成为细菌侵入的部位，一旦细菌侵入即可发生感染。应将患儿置于单间，做好消毒隔离工作，专人护理，减少探视，严格无菌操作，血滤设备连接 ECMO 时，接口处充分消毒，置换液更换时也要充分消毒接口。定时更换伤口敷料，避免局部感染，密切监测患儿体温，不建议早期常规每日行血培养，但 ECMO 支持超过 2 周的患儿，建议定期行血培养监测血流感染，遵医嘱使用抗生素，加强护理及营养支持以减少感染的发生。

3. 生物相容性和过敏反应　血液长时间与人工膜及塑料导管接触，由于破裂的塑料颗粒与血、膜的反应，激活多种细胞因子、补体系统，甚至引发全身性炎症反应综合征与过敏反应。使用高度生物相容性生物膜，最大限度地避免此类并发症的发生。

4. 失平衡综合征 电解质紊乱和酸碱平衡失调是 CRRT 中最常见的并发症。定时监测血气及电解质情况，严格记录患儿出入量。

第九章

ECMO 在新生儿中的应用

自 20 世纪 70 年代以来，ECMO 技术越来越多地用于新生儿肺动脉高压以及急性肺损伤所导致的常规呼吸治疗无效的呼吸衰竭，而且抢救成功率达到 60%～80%，这一成绩的取得大大推进了 ECMO 的临床应用进程，正在逐步成为抢救危重新生儿的重要手段。

第一节　新生儿 ECMO 适应证及禁忌证

一、适应证

严重呼吸衰竭的新生儿：如胎粪吸入综合征，新生儿持续肺动脉高压（persistent pulmonary hypertension of the new-born，PPHN），新生儿呼吸窘迫综合征，脓毒症和先天性膈疝等，经机械通气治疗，病情无明显缓解，呼吸困难持续加重并伴有下列任一情况：①氧合指数＞40 且超过 4 小时；②最大呼吸支持下氧合及通气不能改善；③严重代谢性酸中毒 pH＜7.15，乳酸≥5mmol/L，尿量＜0.5ml/（kg•h）持续 12～24 小时，液体复苏及正性肌力药物不能纠正低血压及循环衰竭。

二、禁忌证

致死性出生缺陷；Ⅱ级或Ⅲ级以上脑室内出血；难以控制的出血；其他不可逆的脑损伤；血管直径太小而不能插管。

三、相对禁忌证

不可逆的脏器损害（除非考虑器官移植）；体重＜2kg（考虑使用超声评估血管大小）；胎龄＜34周。

第二节　新生儿ECMO护理管理

一、术前管理

（一）环境准备

患儿病情危重，应安置在单间病室，方便抢救及护理。单间病室应宽敞、明亮，适合多人操作。因为新生儿抵抗力弱，容易感染，应对病室进行彻底消毒后备用，如有层流病室更佳。专人护理，按照保护性隔离措施预防感染。

（二）设备准备

患儿所用仪器较多，应合理摆放、妥善固定，务必保证所有仪器设备均为完好备用状态。各种管线应分别标注并摆放整齐，不要交错摆放，以免误认。需准备以下仪器：多参数监护仪、呼吸机、ECMO仪器、辐射台（需提前预热，并根据患儿情况设定温度）动脉血压监测套组、氧气、负压引流装置、输液泵数台及输血泵1台、治疗车及抢救车。

（三）护理团队准备

由接受过培训的重症专业护士8～10人组成ECMO专

科护理小组。

（四）患儿准备

1. 静脉通路准备 新生儿 ECMO 管路通常从颈静脉置入。提前准备足够的静脉输液通路，包括中心及外周静脉。避免在颈静脉留置输液通路，通常选择在下肢置入 PICC，如条件允许可在脐静脉留置双腔管备用；外周可选择上下肢较为粗直的静脉 2～3 条置入短导管备用。

2. 动脉血压监测 首选桡动脉留置短导管，并连接动脉血压监测系统。

3. 妥善固定各种管路 检查气管插管、导尿管、胃管、引流管，并妥善固定。

4. 预防压力性损伤 在患儿头颈部、耳后用超薄敷料保护，防止压力性损伤。由于 ECMO 管路置入后不能移动患儿，拍片时 X 线板会放在床垫下，故禁止将防压力性损伤垫置于患儿肩背部，以免影响影像质量。

二、术中配合及护理

（一）体位摆放

进行 ECMO 管路置入时，患儿体位是保证手术顺利进行的关键。新生儿通常采用 VA-ECMO 模式（右颈内 V- 右颈总 A），即经右侧颈部动静脉手术切开置管，因此摆放体位时应将患儿仰卧位置于辐射台上，用肩垫垫高肩背部，保持头部后仰并转向左侧，最大限度地暴露右侧颈部，便于置管。

（二）拍片定位

插管前预先放置 X 线板，便于术后进行置管定位。

（三）安全检查

关闭外部氧源，避免氧浓度升高在使用电刀时引起火灾。

（四）生命体征观察

严密观察患儿生命体征、导管前后血氧饱和度、尿量、意识状态、神志精神反应等变化，随时向医生汇报。

（五）置管伤口观察

观察置管处伤口情况，观察有无出血倾向。

三、术后监测及护理

（一）管路管理

1. 妥善固定 ECMO 管路，保持管路平直，避免打折、扭曲及脱落。随时检查导管固定情况，测量导管外露长度并做出明确标识，防止发生非计划性拔管。固定时可采用如下方法：先将置入的动静脉管路妥善摆放在患儿床头，用管道钳夹住管下的床单，将管路包裹其中，防止移位。

2. 保持膜肺各管路及氧气、电源连接紧密，备好应急电源，确保膜肺的正常运转。ECMO 仪器电源插座固定后需重点标注，防止拔错影响机器运转，危及患儿生命。

3. 定期检查离心泵和氧合器进出口接口、三通、插管接口的连接紧密性，检查离心泵和氧合器管路有无裂缝、渗漏及异常震动，观察管路中有无凝块、气泡。患儿出现溶血应检查管路是否有凝块、打折，动脉插管是否堵塞、管路压力过高等情况，及时更换氧合器、泵头或整套管路，碱化尿液、使用利尿剂维持尿量。

4. 检查氧合器前后压力差，监测血氧饱和度变化，监测患儿生命体征，随时做好抢救准备。

5. 随时观察变温水箱温度，及时添加注射用水，防止温度降低，影响患儿全身循环功能。

（二）循环监测及护理

1. 使用 ECMO 期间要持续给患儿镇静、镇痛，保持患儿绝对安静，防止其躁动引起血压波动。ECMO 早期易出现液体超载，循环稳定后及时应用利尿剂、腹膜透析或 CRRT（连接方式为氧合器后引血，泵前或氧合器前回血）降低容量负荷。由于 ECMO 是通过导管将右心房血引流出体外，这一体外循环过程可能引起血流动力学不稳定，应严密监测生命体征，严格准确记录每小时出入量。

2. 输注血管活性药物时尽量单走一条静脉通路，更换药物时需提前备好药物及输液泵，先进行连接再撤除输完的液体装置，防止血压波动。血小板、冷沉淀等凝血类物质只能经外周静脉输入，且禁止在氧合器前输入。VA-ECMO 支持时，可能出现反应性高血压，及时与医生沟通，避免增加颅内出血风险。

3. ECMO 期间患儿易发生电解质紊乱，导致心律失常，需密切观察电解质情况，尤其是血钾、血钙水平。持续监测心率、有创动脉压、血氧饱和度、尿量，同时注意观察末梢皮肤颜色、温度和肝脏大小。根据有创血压监测数据，调整血管活性药物剂量，维持患儿 MAP 范围在 30～60mmHg。依据血气指标调整患儿的辅助流量，根据血流动力学监测情况、乳酸值、血气结果、膜前后血氧和饱和度、尿量、静脉压等及时调整流量，维持患儿生命体征平稳。

（三）呼吸监测及护理

ECMO 期间，患儿需头颈部制动，避免血管置管位移。吸痰时要动作轻柔，可使用密闭式吸痰管吸痰，保持呼吸机参数稳定。维持合适的 $PaCO_2$ 和 PaO_2 水平，维持静脉氧饱和度 65%～80%。患儿呼吸机参数一般设置为保护性肺通气参数,根据患儿情况随时进行调整,以防气道损伤及肺泡塌陷。

(四)抗凝与出血的监测

ECMO辅助期间需用肝素抗凝,防止血栓形成,因此要观察患儿有无皮肤、黏膜、胃肠道等出血倾向,尽量减少有创操作,拔针后应延长按压时间直至确定无继续出血。观察患儿颈部导管置入处伤口有无渗血,伤口敷料是否干洁。观察置管侧肢体皮肤颜色及温度等循环情况。密切监测凝血功能,每小时监测ACT,根据监测结果及时调整肝素用量,维持ACT目标为正常测量值的1.5倍。

(五)感染预防

严格遵守无菌操作原则,在接触患儿前后要做好手卫生,加强口腔、脐部及皮肤护理,保持伤口敷料干燥清洁。及时更换被污染的敷料,做好各种管路维护,定时做血、尿细菌培养。

(六)加强营养支持

新生儿能量储备少,消化能力弱,故予加强营养、维持水电解质平衡。监测血红蛋白变化,及时给予静脉输入血浆、红细胞支持治疗。在ECMO治疗开始24小时内应予以肠外营养支持,提供$80\sim120kcal/(kg\cdot d)$的能量,在稳定后逐渐给予母乳或配方奶,易于消化吸收,维持能量供给,有助于患儿恢复。

(七)黄疸的观察与护理

由于红细胞破坏增加,可能造成患儿血中胆红素升高,应及时观察患儿黄疸的颜色、部位变化,判断其严重程度。及时给予蓝光照射或输注白蛋白退黄。光疗中要观察患儿精神反应及黄疸程度的变化,判断黄疸进展,并注意有无核黄疸症状。若出现双目斜视、四肢强直或抽搐等症状时,需立即报告医生处理。

（八）预防压力性损伤

新生儿皮肤娇嫩，长久受压容易造成压力性损伤。应每日检查患儿皮肤情况，必要时进行小角度体位变换，移动前后必须检查导管固定情况，并注意保护管路防止脱出。

第三节　新生儿 ECMO 并发症

ELSO 于 2020 年公布的最新指南中提出新生儿 ECMO 存在溶血、出血、血栓相关并发症，具体见表 9-1。

表 9-1　新生儿 ECMO 相关并发症

溶血	出血	血栓
溶血：血浆游离血红蛋白超过 0.5g/L（正常 <0.1g/L）	ECMO 置管处、外科手术部位、中枢神经系统出血自 2000 年以来呈上升趋势	管路（膜肺、桥连接、储血囊、滤器等）中的栓子是最常见的机械并发症，与心脏 ECMO 相比呼吸 ECMO 更常见
若尿色深或尿常规检查为血尿，但无红细胞，均应怀疑发生溶血	大脑或脑实质的出血是 ECMO 最严重的并发症，可以是广泛而致命的	需要在强光源下仔细检查管路
游离血红蛋白升高可确诊溶血。可能伴结合胆红素升高、贫血和珠蛋白水平升高	即使在胸腔置管过程中所有步骤适当，胸腔置管后出血是常见并发症，出血可在置管早期或几天后发生。参阅下面的管理	血栓在管路中表现为深色（红色、棕色、黑色）不流动的区域。血栓一般位于血流变化的区域（储血池、膜肺、连接处），膜肺前的小血栓需密切观察和监测，可不处理

续表

溶血	出血	血栓
血浆游离血红蛋白升高可以是离心泵负压、管路或设备血栓、滚轴泵的错位结合、湍流的高剪切力、静脉管路的震颤引起	黏膜出血：在护理中常常会发生鼻咽部、口腔、气管、直肠、膀胱出血。患儿不能在直肠使用温度探头、栓剂，也不能进行肌内注射给药。尽可能避免置尿管	浅色血栓（白色、乳白色）主要由血小板和纤维蛋白组成，常见于连接处等产生湍流区域，如果没有明显的颜色、大小、活动度等担心其脱落的变化，一般无须干预
溶血使得游离血红蛋白增多，导致肾毒性、血管阻力增加、凝血酶生成增加、血小板功能障碍和凝血功能异常	胃肠道出血：可见与置管相关的胃炎或局部刺激，抑酸剂可用于对症治疗，虽然生理盐水洗胃可用于评估是否有持续出血。局部用药包括硫糖铝或碳酸钙制剂等均不推荐，因为含有较多铝元素	处理：可进行部件更换或全套管路更换

第十章

ECMO 在先天性心脏病患儿中的应用

ECMO 是一种成熟的体外生命支持手段,用于严重、难治性心脏和 / 或呼吸衰竭患儿。在 20 世纪 50 年代,ECMO 逐渐发展为体外循环技术的延伸方式。1972 年,首次报道了在重症监护病房为一名创伤后 ARDS 的成人应用了 ECMO 治疗。随后,ECMO 分别成功应用于先天性法洛四联症根治术后及新生儿胎粪吸入综合征继发的呼吸衰竭的病例。在早期阶段,新生儿及儿童呼吸衰竭是 ECMO 应用的主要指征。然而,在最近 15 年期间,患有先天性心脏病的新生儿和儿童使用 ECMO 显著增加,逐渐成为一种常见和重要的治疗方式。

第一节 适应证和禁忌证

ECMO 支持的心脏适应证包括围手术期支持和非手术条件的支持。近年来,ECMO 越来越多地被用于对常规心肺复苏无效的心脏骤停患儿。

一、适应证

难治性心源性休克、急性心肌炎、心肌病、严重脓毒症患儿的心功能障碍、术后难治性心力衰竭不能脱离体外循环、术后低心排出综合征、难治性心律失常、肺动脉高压、对常规心肺复苏无效的心脏骤停、桥接到肺、心脏移植或心室辅助装置。

二、禁忌证

确定新生儿及儿童围心脏手术期 ECMO 支持的禁忌证是一个复杂的过程，各医疗中心差异很大。一些历史上绝对禁忌证近年来已经演变成相对禁忌证，包括早产儿、应用 ECMO 前存在神经损伤、多系统器官衰竭和严重的凝血功能障碍。回路的肝素化可能会加重出血（如颅内出血、不受控制的内脏出血），因此 ECMO 在这些病例中可能是有害的。体重小于 2kg 会给 ECMO 插管和支撑带来技术挑战。当医疗团队考虑应用 ECMO 支持治疗时，需清楚地意识到 ECMO 只是一种支持方式，并不提供任何治疗益处。

第二节 先天性心脏病术后 ECMO 支持的原因

ECMO 作为一种机械性生命辅助手段应用越来越广泛，对体外循环停机困难、术后严重低心排经药物治疗无效、术后严重肺损伤的先天性心脏病患儿意义重大，可使患儿的心肺系统得到充分休息，为其功能恢复创造条件。

一、低心排血量综合征

低心排血量综合征（low cardiac output syndrome，LCOS）是心内直视术后早期原发于心肌损害的心泵功能低下，伴有周围组织对低灌注状态的反应，是导致术后早期死亡的主要原因之一。心脏直视手术后发生 LCOS 的病因学是多因素的。即使术前心功能正常，术后也可发生。这些原因包括长时间的体外循环、深低温停循环、复杂心脏畸形的外科手术修补和处理、术中心肌保护欠佳、严重的炎症反应、残留的解剖学矫治缺陷等。

ECMO 是支持心力衰竭的一种行之有效的手段，它可以通过有效的循环支持及时纠正低氧。ECMO 辅助支持衰竭的心脏，从而减少心室壁的张力和心肌的负荷，为心肌恢复建立一个有利的环境。ECMO 建立时机非常重要，目前国内外诸多著名心脏中心均证实及时进行 ECMO 辅助支持可保持对心脏、大脑、肾和其他重要器官充足灌注，使对心肌损伤减低至最小程度，并且促进心肌功能的恢复。同时，在手术室对 LCOS 的高危患儿尽早实施 ECMO 循环支持，可以避免术后早期由于血氧供应不足而引发的一系列不利影响及后果。

二、心脏术后呼吸功能不全

婴幼儿由于先天性肺发育尚未健全、气管畸形等，肺通气血流比例失调及呼吸系统反复感染等自身问题，结合体外循环的全身炎性应激反应、手术创伤打击等诸多因素的综合作用，术后发生急性肺损伤的概率显著增加，甚至进展为呼吸窘迫综合征。

对于明显的呼吸功能不全患儿，术后常规机械通气（甚至高频通气）辅助呼吸无法满足机体氧供及二氧化碳排出时，可以积极采用 ECMO 代替肺脏功能，避免进一步呼吸机相关性肺损伤的发生。建议首选 VA-ECMO 方式，以期达到良好的循环和呼吸支持，为肺脏恢复创造有利条件。

三、药物难治性肺动脉高压

对于新生儿心脏术后顽固性肺高压,目前有效的治疗方式是尽早应用ECMO支持治疗。当术前存在严重肺高压,如梗阻型肺静脉异位引流,心脏矫治术后肺血管阻力持续维持高水平,常规药物治疗不能维持循环、呼吸状态稳定,及时ECMO辅助支持,常常可以有效挽救患儿生命。ECMO对那些不可逆肺动脉高压患儿,如原发性肺动脉高压的使用目前仍存有争议。

四、心脏术后心搏骤停

目前国内有很多心脏中心具有迅速建立ECMO循环辅助的能力,此类心肺快速复苏的成功率在40%~50%。这种复苏治疗需要一个改良的便携式ECMO管路,快速建立机械性循环辅助可以为这类患儿提供更好的器官功能保护作用,从而挽救患儿生命。快速ECMO复苏同样可以为单心室患儿挽救生命,尤其是用于那些具有致命性危害的情况,如急性体肺分流堵塞或短时间的心室功能不全。

五、心脏移植

机械性循环支持作为不可逆心脏功能不全患儿实施心脏移植的桥梁,目前逐渐普及。这类不可逆疾病主要包括扩张性心肌病、严重心肌炎、终末期先天性心脏病和慢性移植后器官功能不全等。ECMO是这类疾病儿童中最主要的机械辅助支持方式,尤其是在中国。现阶段国际上长期心室辅助装置正在逐渐越来越多地用于儿童心脏移植前循环辅助,并取得了良好的结果。

机械性循环支持也可以用于心脏移植术后，其适应证包括不能脱离体外循环、移植后进行性LCOS、严重排斥反应后的循环衰竭或迟发性供体血管病变。针对此类疾病的患儿，临床多数以ECMO辅助，其在心脏移植物衰竭的辅助方面具有较大优势。ECMO辅助的心脏移植物长期生存率优于其他辅助装置，可以作为儿童心脏移植术后心力衰竭的常规辅助工具之一。

第三节　先天性心脏病术后ECMO应用时机

一、心脏功能支持的指征

1. 心脏直视手术后（体外循环）出现的一过性心功能衰竭（或心肌顿抑）或严重的灌注肺，不能脱离体外循环患儿。

2. 患儿严重依赖大剂量缩血管药和正性肌力药，循环状态仍不稳定，心指数 $<2L/(m^2 \cdot min)$ 持续3小时，酸中毒（BE$>$$-5mmol/L$ 持续3小时）和少尿$[<0.5ml/(kg \cdot h)]$ 达6小时者。

3. 心搏骤停患儿对心肺复苏有反应但不稳定者，或者对心肺复苏无反应达5分钟。

4. 平均动脉压 $<30mmHg$，必须要通过高风险插管生命支持系统才能维持生命。

5. 心功能不全患儿心脏移植术前呼吸循环衰竭，常规药物无法维持，需要进行肺脏移植手术，等待合适供体过程期间可以实施ECMO支持。

6. 心脏移植术后肺高压危象、心肺功能不全。

7. 严重出血需要压迫止血且影响循环状态稳定，可应用ECMO支持。

二、呼吸功能支持的指征

1. 严重缺氧性呼吸衰竭伴急性失代偿，$PaO_2 < 40mmHg$，常规机械通气或药物治疗无反应。

2. 在超过24小时常规救治后氧合指数 < 200，仍无明显改善，或持续出现呼吸功能失代偿。

3. 氧合指数 < 300持续4小时以上，无法纠正的高碳酸性呼吸衰竭，$pH < 7.0$，吸气峰压 > $40cmH_2O$，静态肺顺应性 < $0.5ml/(cmH_2O \cdot kg)$。

4. 进行性呼吸衰竭或者肺动脉高压伴右室功能衰竭、持续依赖高剂量正性肌力药物维持者、呼吸机辅助呼吸的呼吸功能不全。

5. 心肺移植术前、术后严重肺高压或肺功能不全、肺高压危象。

第四节 ECMO过程中血流和氧合的生理学

一、双心室循环

由于ECMO支持的心脏病患儿大部分具有不同程度的单心室或双心室衰竭、肺动脉高压或肺实质疾病，因此多达97%的患儿应用VA-ECMO支持。VA-ECMO的血流生理为：体循环静脉血从右心房引流出来→氧合器→返回主动脉，从而提供心脏和呼吸支持；相反，在VV-ECMO中，体循环静脉血从静脉循环排出→经过氧合器→再返回到右心房，所以应用VV-ECMO支持的前提是心功能正常。全身总血流量（心排血量）包括体外血流和固有心排血量的总和。在体外循环中，全部静脉回流血量通过上、下腔静脉插管排出后返回至心脏；与之相反，在 VA-ECMO 中，大约 80% 的静脉回流血量通过回路返回到心脏。只要心脏能泵出少量的血液，主动脉瓣继续打开，脉压（收缩压和舒张压之间的差值）就保持在 10mmHg 左右；在心室无收缩力的严重心力衰竭状态，支气管静脉和心最小静脉回流的血液逐渐堆积在左心室，导致左心室、左心房和肺循环的压力升高。当不能通过心房间隔造口术或放置引流管来解决这个问题时，左心室膨胀、肺水肿和肺出血的风险就会增加。此外，尽管应用抗凝措施，当心腔和肺循环的血液停滞时仍可导致凝块形成。

在 VA-ECMO 期间，调整泵流量和全身血管阻力，以维持与年龄相符的心排血量和平均动脉压。任何左心室后负荷增加导致影响心肌功能恢复的因素，都可以通过降低全身血管阻力或维持冠状动脉血流的前提下降低冠状动脉血流量得以缓解。

对于需要 ECMO 支持的心脏术后患儿，要维持有效的肺部充气和肺功能，以便在心脏恢复时不因呼吸衰竭而阻碍脱管。这可能需要较高水平的 PEEP 和吸气峰压，或其他通气方式（如高频通气）。另外，通过调整氧合器的 FiO_2 和氧流量，以维持正常的动脉氧合和 $PaCO_2$。

二、单心室循环

ECMO 已被用于所有手术阶段的单心室循环。单心室支持所需的 ECMO 血流量高于双心室支持，以维持全身和肺的平行循环。因此，B-T 分流术（Blalock-Taussig shunt）病例需要 $150 \sim 200ml/(kg \cdot min)$ 的体外流量。B-T 分流的患儿，通常需要维持分流管开放状态。通过分流管（标准管径：$3.5 \sim 4mm$）提供充足的肺循环血量是有限的，因此通常增加 ECMO 流量提供足够的全身血流量。偶尔分流管需要进行手术环缩，这可能会导致分流管血栓形成，通过分流管的血流量减少，造成肺实质缺血和潜在的不可逆肺损伤。在 ECMO 期间，需要持续监测右颈总动脉插管管端的位置，避免移位至分流管内，导致潜在的体循环心排血量损失。ECMO 成功支持 Glenn 和 Fontan 循环也有报道；这些患儿通常需要多部位静脉插管，以提供足够的静脉减压和泵流量。

第五节 先天性心脏病术后 VA-ECMO 的建立

一、动、静脉插管

针对不能撤离体外循环或术后立即需要建立 ECMO 的患儿，通常经胸部（正中或侧位）路径实施插管。大多数心脏术后患儿需要 VA-ECMO，在罕见的心脏术后发生呼吸衰竭的情况下建立 VV-ECMO。

动脉插管可选择升主动脉（体外循环期间安置）、右颈总动脉或者股动脉中的任何一个；静脉插管以右颈内静脉、右心房（通过右心耳）、股静脉为主。

插管后，应当通过胸部 X 线、透视或超声心动图来确定插管位置是否正确。正确的插管位置是决定 ECMO 转流期间充分静脉引流的关键因素。一般来说，静脉插管尖端应该在右心房中部甚至腔房交界处，动脉插管的尖端应该在颈总动脉或主动脉弓无名动脉的入口。正确的导管放置是必要的，可以通过透视和 / 或超声心动图进行引导。

升主动脉直接插管通常应用于先天性心脏病术后需要紧急循环支持的患儿。插管的位置应该是高于主动脉窦部连接处以避免主动脉瓣的损伤或扭曲而导致瓣膜关闭不全。插管的尖端应避开主动脉瓣并避免损伤主动脉后壁是很重要的。插管过粗或者插入主动脉的位置太深会对通过主动脉弓的前向血流造成机械阻塞并造成 ECMO 停机困难。

颈动脉插管（患儿体重 >10kg）插入颈总动脉中，被推进至其顶端到达无名动脉的基部。插管操作过程中要尽量避免插管在大动脉中插入过深以免部分遮挡主动脉弓及损伤对面的主动脉壁或插管逆行进入升主动脉。在颈动脉插管时，外科医生应该考虑 ECMO 支持停止以后颈动脉重建的可能性。任一侧的颈动脉闭塞是颈动脉插管的禁忌证。在插管拔除时应该完全修复颈动脉破口，重新恢复正常的颈动脉血流。

股动脉插管适用于一些大体重患儿（>20kg）或颈动脉血流不畅的患儿。任一侧的股动脉都可以在直视下或经皮穿刺插管。插管被插入至其尖端到达髂总动脉或降主动脉。撤除插管时对股动脉破口进行完整缝合修补，以避免术后出现与血管功能障碍相关的下肢并发症。

关于左心引流减压管放置，是儿童心脏术后 ECMO 支持的重要问题。儿童心脏术后心功能不全多为左心功能受损，通常需要在建立 VA-ECMO 时插入左心引流管，这样可以有效减少左心室的容量负荷，有利于左心得到更好休息，促进心肌功能恢复。

二、肝素应用

从体外循环过渡到 ECMO 支持，由于整个管路通常已经被完全肝素化，可能导致应用 ECMO 最初几个小时发生与抗凝相关的出血，这对 ECMO 医疗、护理团队构成一定挑战。在许多情况下，特别是目前可用的涂层和微型化回路，在 ECMO 启用的初始阶段不应用肝素，执行不抗凝的治疗策略来控制出血。ECMO 支持是在脱离体外循环一段时间后启动的，在这段时间内，可通过予鱼精蛋白来抵消体外循环回路中的肝素，以实现对出血的控制。在实施 ECMO 前，手术室进行有效止血是非常必要的。止血后，所有使用 ECMO 的患儿都需要肝素抗凝（如果既往有肝素诱导血栓形成和血小板减少的肝素过敏情况，可以考虑应用其他药物）。

三、ECMO 辅助流量

心肺联合支持主要依靠 VA-ECMO 模式提供，既包括心功能低下的患儿在长时间体外循环后行部分心脏支持，也包括由于严重的肺疾病和完全性心脏顿抑的患儿需要全部的心肺支持。ECMO 管理策略必须考虑患儿自身的心肺功能状态和 ECMO 的计划支持时间。最佳 ECMO 流量应该提供给全身器官足够的灌注，而在 ECMO 回路内限制不必要的湍流和压力梯度以免增加溶血。尿量和体温提供了有关重要脏器灌注的总体状态，动脉血乳酸浓度和混合静脉血氧饱和度等指标可用于评估氧供是否充分，应密切监测。完全心肺支持的 ECMO 辅助流量见表 10-1。

表 10-1   完全心肺支持的 ECMO 辅助流量

体重	推荐的"完全"支持流量
<5kg	120～200ml/(kg·min)
5～10kg	100～150ml/(kg·min)
10～20kg	80～120ml/(kg·min)
20～25kg	100ml/(kg·min)
>25kg	80ml/(kg·min)

四、氧合和通气的调节

通过流经氧合器气体的相对浓度和气流量可以调节体外气体交换。CO_2 交换、O_2 交换均在氧合器内也沿着浓度梯度发生，CO_2 排除的程度主要依赖于提供给氧合器的通气流量。使用空氧混合器时，CO_2 可被添加到流通的气体里，以减少 CO_2 在氧合器内的交换。改变气体混合比例可使血中 CO_2 水平的准确调节成为可能，并对高通气量造成的全身低碳酸血症十分有效。不必要的高氧对正常胎龄及早产新生儿会有负面影响，考虑降低气流量或氧气浓度，必要时维持 PaO_2 在 100mmHg 左右即可。

长时间转流后氧合器内可能有血栓形成，导致氧合变差、CO_2 排出减少以及血流阻力增加，也会阻碍氧合器的气体流动，引起空气栓子形成。长时间使用可能使硅胶膜或中空纤维破裂，导致血液成分进入气相，应及时更换。

第六节　先天性心脏病术后 ECMO 管理要点

一、ECMO 团队

ECMO 是一个复杂、高风险、资源密集型的辅助支持过程，资源使用情况不可预测。心脏 ECMO 团队包括训练有素的多学科人员，核心团队包括心脏外科医生、重症监护医生、ECMO 专家、重症监护室护士和灌注师，以及来自药学、营养、输血医学、血液学、肺病和肾脏学等领域的专家顾问。目前越来越多证据表明，心脏 ECMO 中心开展的通过医学模拟的多学科 ECMO 培训已经取得成效，提高了团队成员的技能和 ECMO 救治成功率。

二、血管活性药物的监测与护理

危重的先天性心脏病术后患儿，应用 ECMO 之前存在严重心功能减低，应用大剂量正性肌力药和缩血管药（如肾上腺素、多巴胺、去甲肾上腺素等）。在启用 ECMO 后，立即下调剂量和减少药物种类。密切监测平均动脉血压，遵医嘱单一应用小剂量血管活性药，甚至停用缩血管药，静脉输入扩血管药（如硝酸甘油、硝普钠）。使用输液泵严格控制输注速度，双泵交替更换药液。

三、神经系统的监测与护理

患儿在 ECMO 期间存在神经损伤的高风险。患儿遭受急性神经损伤，包括缺氧缺血性损伤、血栓栓塞性卒中和颅内出血。ECMO 期间的神经系统损伤可以使死亡风险增加 89%。

ECMO 患儿神经损伤的机制尚不清楚。严重的心肺衰竭和 / 或心脏骤停会导致 ECMO 前的缺氧缺血性损伤，使大脑受损。回路中存在一些炎症因子，促进微血栓形成，增加了血栓栓塞和脑内出血的风险。但 ECMO 期间的神经监测方法有限，如持续脑电图重症监护、经颅多普勒超声监测、血浆脑损伤生物标志物检测等。护理人员密切监测患儿意识、瞳孔等变化。

四、呼吸系统的监测与护理

心脏病患儿呼吸管理旨在保持气道开放，避免呼吸机诱导的肺损伤，同时考虑心肺和呼吸机 - 肺之间的相互作用。

接受 ECMO 治疗的心脏病患儿的目标是避免肺不张、促进分泌物排出，同时治疗由于大量输血、体外循环或心脏骤停导致的毛细血管渗漏引起的肺水肿。护理人员需加强胸部物理治疗，及时清除呼吸道分泌物。在压力控制通气下，PEEP 大约为 $10cmH_2O$、通气频率 10 次 /min、潮气量调整达到 $6\sim8ml/kg$、吸气峰压维持在 $18\sim20cmH_2O$。特别是在年龄较大的儿童和青少年，可以采取限制镇静和应用呼吸压力支持模式允许自主呼吸，甚至在 ECMO 期间撤离呼吸机的情况越来越普遍，有利于改善心肺相互交流。

五、营养支持

在 ECMO 期间首选肠内营养支持，静脉营养是提供热量的另一个重要来源。在危重心脏 ECMO 患儿，分解代谢显著增加，对营养的需求显著提高。在 ECMO 期间采用较高的营养标准，新生儿总的营养目标为 $100kcal/(kg\cdot d)$。应用肠外营养时，肾功能较差患儿应慎用氨基酸，脂肪乳可能对氧合器中空纤维产生一定的损伤而加速氧合器的渗漏。

六、肾脏支持治疗及监测

$60\%\sim74\%$ 的患儿在 ECMO 启动时出现急性肾损伤，$86\%\sim93\%$ 的患儿在 ECMO 支持 48 小时出现急性肾损伤。大多数 ECMO 中心应用的肾支持治疗，最常见的形式是缓慢连续超滤和连续静脉 - 静脉血液滤过。

患有严重心脏病的患儿，由于低心排状态、心脏骤停或接触肾毒性药物，急性肾损伤可能先于 ECMO 插管。急性肾损伤是心脏 ECMO 中心最常见的肾支持治疗的指征，但关于 ECMO 期间的最佳液体清除率和开始肾支持治疗的最佳时机仍存在争议。护理人员需密切监测患儿出入量及肾功能，如有异常，及时通知医生。

七、抗凝和血液制品的应用

在ECMO支持启动时，血液暴露于回路的外表面引发炎症反应，激活凝血途径、血液元素（白细胞、血小板）和凝血酶，导致设备处于高凝状态。因此，抗凝治疗要与患儿体内出血的风险相平衡，适度的抗凝平衡是预防ECMO回路血栓形成和出血并发症的关键。

肝素是最常用的抗凝剂，它能有效结合和激活抗凝血酶，依次使凝血酶、Xa因子和涉及凝血级联反应的其他蛋白酶失活，但对凝血酶形成或者血小板激活没有影响。在ECMO支持期间需要较大剂量的肝素以保持足够抗凝，目标是将激活的ACT维持在正常值的1.5倍。

心脏体外循环外科手术后立刻安装ECMO的患儿在ECMO开始时经常不予肝素化，在随后的24~48小时需给予少量肝素。维持患儿中心体温36~37℃，可增强机体凝血和血小板功能。维持血小板计数（75~100）×10^9/L，补充新鲜冰冻血浆提供凝血因子，预防肝素诱导的血小板减少症的发生。必要时结合其他凝血监测指标综合判定抗凝水平，指导抗凝调节。

护理人员密切监测回路中血流情况、各个接头是否出现血栓及凝块，定时监测ACT，注意观察伤口、各穿刺点、皮肤黏膜等有无出血，减少不必要的穿刺，延长注射部位按压时间。发生异常及时通知医生，必要时终止ECMO。

第七节　ECMO 的撤离及拔管

当心功能指标恢复时（例如，脉压增加、呼气末二氧化碳值和混合静脉饱和度增加、超声心动图提示心肌收缩力改善）可以实施脱离 ECMO 的准备工作。在逐步实施撤离 ECMO 的试验期间，密切监测超声心动图、尿量、连续血气和乳酸水平。根据这些参数优化血管内容量和血管活性支持。

当静脉血氧饱和度一直保持在 65%～70%，辅助流量即可逐步减低。对于长时间运行较难脱机的 ECMO 患儿，在机体得到改善前常需要耐受较低的静脉血氧饱和度。在患儿肺脏功能进一步得以改善，且辅助流量只用以满足少量气体交换，如小婴儿辅助流量减低至 20～30ml/(kg·min)，儿童患儿辅助流量减至 10ml/(kg·min) 时可考虑终止辅助循环。插管拔出后需对动静脉血管破口进行修补、缝合，恢复自身血管功能，避免局部狭窄及假性动脉瘤的形成。

随着 ECMO 支持技术改进、熟练程度提高，ECMO 已经作为先天性心脏病患儿（特别是危重的新生儿、小婴儿及复杂畸形）快速提供短期的心肺功能支持的有效方式。国内外专家一致认为，对于婴幼儿围术期出现低心排血量或心肺功能衰竭时，要尽早进行 ECMO 辅助支持，提高成功率、远期存活率，减少并发症及后遗症（如神经系统），提高患儿生活质量。

第十一章

ECMO 的转运

ECMO 作为一种体外生命支持手段,主要用于危重患儿循环、呼吸系统支持,作为一种体外生命支持的手段为下一步更有效和彻底的治疗争取机会。最初 ECMO 转运主要用于呼吸衰竭的新生儿,随着经验的积累和 ECMO 技术的发展,其应用领域不断扩大。面对 ECMO 患儿的安全转运问题,需要专业的转运、治疗及护理团队,协同工作。

第一节 院 内 转 运

ECMO 患儿院内转运主要是由于常规诊断和治疗的需要,可能涉及多个科室,主要包括病房、急诊、ICU、手术室等之间的转运,以及到功能科室(如导管室、影像室)进行检查和治疗。

一、人员配备

ECMO 转运成员应具备置入 ECMO 的能力(包括管路预冲及置入)、管理 ECMO 的能力(调节参数、机械通气、用药管理等)及处理常见并发症及突发状况的能力。由精通 ECMO 管理的高年资医生担任组长,全面负责转运过程,一名护士负责转运过程中的观察评估及管路安全,2 名有

ECMO 管理经验的医生，负责患儿药物、仪器等管理，必要时协助处理各种突发情况，另外的护士主要负责观察生命体征、协助推床。参与转运医护人员应经过 ECMO 专业培训，护士工作年限≥5 年、能熟练使用抢救设备，并熟悉危重症患儿的转运观察要点及抢救措施，具有 ECMO 日常护理工作及转运经验。由于各单位医疗资源情况不同，ECMO 转运团队成员的组成应根据临床实际情况来调整，无论团队的组成如何，都应有 1 名指定的医疗主管或转运负责人来指导转运，保证患儿安全。

二、转运前计划

（一）确定转运路线

转运前需提前联系目的地、确认转运时间，与调度室协调使用距离最短、空间最大的电梯，并安排专人控制电梯提前等待，尽可能实地考察路线是否安全通畅，并沿途清理障碍物，注意规避人流高峰。

（二）制订转运清单

内容包括人员、仪器或设备、药物、导管、观察要点等。在实施 ECMO 转运前填写转运清单，以便核查各项准备是否完善。

（三）评估患儿情况

评估患儿血压、心率、呼吸、体温，保证患儿处于充分镇静状态；充分吸痰，保持患儿呼吸道通畅，合理设置呼吸机参数，建议试用 5～10 分钟。转运前 30 分钟暂停肠内营养，进行胃肠减压，以防止发生反流误吸。

（四）确认所有管路

转运前检查各类导管深度，为预防非计划性拔管应使用约束带约束。确保所有静脉通路通畅，暂时封闭非必须的静脉通路，同时预留 1 或 2 路抢救静脉通路；采用胶布将管路近端固定于患儿身体，采用管道钳将管路远端固定于床单，悬空部分加用固定装置，三通连接处使用纱布包裹、胶带固定，以防碰撞、转动，严防因转运造成的管路大幅度晃动、脱落，ECMO 泵头连接处使用匝带固定；检查管路外露长度并做好记录。

（五）确认所需设备

保证 ECMO 主机、水箱、泵头等运转正常，各管路接口连接牢固，电池电量充足，如患儿已经连接呼吸机，确定设备运转情况、电池电量、管路情况等；准备多功能除颤仪和简易呼吸器、氧气袋等，也可采用小型氧气瓶替换氧气袋，以防转运途中突发状况，发生氧气不足的情况。

（六）准备急救箱

内含外出检查必需药品，如肾上腺素、去甲肾上腺素、阿托品、多巴胺等血管活性药物及镇静药物、肝素注射液等；需准备静脉切开包、无菌治疗巾、局部麻醉剂等，以备临时置管等操作需要。

三、转运至转运床

夹闭尿管、胃管、引流管，清空引流袋；将平车移动至患儿一侧，将 ECMO 管路、呼吸机管路、静脉药物等移向平车，移动过程中注意连接和固定，保持管路通畅；在 ECMO 导管固定良好的情况下，搬运过程中患儿身体应保持在同一平面；调整体位后，梳理管路，确认接口无松动、液体通畅、各设备位置合理且运转正常。对患儿进行保护性约束，注意保暖。确认无误后，与目的地联系，进行转运。

四、转运途中监测

指定一名高年资组长负责转运的统筹指挥工作。1 名团队成员负责危急情况下使用除颤仪实施抢救；另 1 名团队成员位于 ECMO 穿刺侧，负责管道固定、伤口观察及危急情况下对患儿实施胸外按压；1 名护理人员位于患儿头侧，使用简易呼吸器，照看呼吸机管路，监测生命体征、颜面、口唇、甲床颜色；另 1 名护士位于患儿中心静脉穿刺侧，固定管路、做好液体管理、注意观察 ECMO 管路颜色，尤其是膜肺后血液颜色，如有异常需立即检查氧气是否充足、氧气管连接是否紧密、膜肺是否正常，针对原因给予相应处置。转运过程中确保管道固定良好、通畅；进出电梯前，确认所有可移动固定支架（膜肺、流量探测器、泵头）尽量内收，防止外展导致碰撞。

五、转运后交接

到达目的地后，确认患儿生命体征平稳，按照前述方式将患儿自平车转移至床单位；与接收医护人员交接患儿病情、生命体征、转运途中是否出现病情变化、目前用药、管路情况、ECMO 模式及参数、其他设备仪器运转情况等。共同查看患儿，确认无误后双方签字并做好交接记录。

第二节　院 外 转 运

一、制订转运计划

在转诊前，转运医疗、护理团队需与转运医院、救护车等各方需要参与转运的团队进行协调，以便节省转运时间，减少转运意外的发生，保证转运的顺利完成。由于救护车空间狭小，转运医疗护理团队由 3~4 名医护人员组成，携带必要的仪器设备和药品。转运前，通过情景模拟让转运人员熟悉 ECMO 转运实践的全过程，有助于强化风险意识和决策处理能力，增强团队的沟通协作能力，熟悉掌握整个转诊流程，减少转诊过程中并发症的发生，保障患儿的生命安全。

二、转运前准备

（一）物品准备

配备 ECMO 转运车，床下分割成若干功能区，主要设备区在最底部，包括离心泵、不间断电源、瓶装压缩空气和氧气、变温水箱等；上层为监测设备，包括氧饱和度监测仪、空氧混合器、ACT 及 APTT 监测仪、心电图和动脉压力监视器、呼吸机、输液泵等。此外，还需配备 ECMO 管路包、动静脉插管包、配件箱、药品箱、手术所需消毒器械、手术衣、铺单、缝合线等物品箱。必备物品要求小型化，便于携带，准备齐全，有物品清单，以便查找。

（二）人员准备

院外转运医护团队包括体外循环师、麻醉师、医生、护士等。相关人员必须经过培训且考核合格、熟悉操作流程、掌握各种设备的使用维护、具有丰富抢救经验。设立组长，内外协调，负责联络、调派、协商事务。

评估医疗、护理风险，做好家属沟通工作，签署知情同意书。评估 ECMO 运行情况及患儿身上的各种管道，如气管插管、输液导管、血流动力学监测导管等。遵医嘱予患儿充分镇静镇痛，必要时予肌肉松弛剂静脉推注。对患儿充分吸痰,减少转运过程中不必要的操作。

(三)制订转运核查单

内容包括患儿基本信息、转运时间、生命体征及意识状态、转运物品清单等。

(四)通知目的科室

评估转运到达时间,提前 30 分钟告知患儿接收科室,准备接收患儿。

三、转运中的管理

(一)团队分工

ECMO 转运团队应包括 1 名医生,2 名 ECMO 团队护士,也可包括体外循环师和呼吸治疗师。队员分工应明确,医生负责监测 ECMO 仪器设备性能,处理异常情况。一名护士负责监测患儿生命体征,病情变化,另一名护士负责配合医生使用药物、ACT 监测和记录以及 ECMO 的专科护理。呼吸治疗师负责管理人工气道,保持气道通畅。体外循环师负责路线的确认,ECMO 机器运转观察与记录。

(二)患儿管理

持续心电监测,密切观察患儿呼吸、心率、体温、血氧饱和度及有创血压情况。观察 ECMO 运转情况及管路有无滑脱、管道有无抖动以及动静脉管路的颜色,确保氧气连接管无脱落、扭曲、受压等。整理患儿身上各项输液管路,保证抢救药有效泵入。做好镇静,避免患儿躁动出现脱管。

四、转运后患儿交接

患儿到达目的病房后向主管医生和责任护士交接患儿的病情、诊断、治疗经过及各种管路置入情况等。交接

ECMO 模式及参数,ACT 的数值及血管活性药物的浓度及用量、转运过程中特殊情况等,双方核对无疑后在转运核查单上签字确认。

第三节 转运过程中并发症及意外情况的防护策略

一、转运过程中并发症的观察与防护

(一)出血或血栓

由于氧合器内与血液表面接触面积较大,转运途中可能导致炎症反应剧烈,溶血现象时有发生。在患儿使用 ECMO 转运时,易出现 ECMO 插管部位出血、动脉导管出血、胃肠道出血、口鼻或气管插管内出血。置管部位出血可使用弹力绷带加压包扎,同时遵医嘱下调肝素用量;胃肠道出血,遵医嘱补充凝血因子等对症处理。ECMO 管路接头处和膜式氧合器中若出现血栓,遵医嘱调整肝素剂量,密切观察血栓变化情况,必要时更换膜式氧合器。

(二)压力性损伤

患儿持续 ECMO 支持下循环差、转运时间长,护理人员需准确识别易发生压力性损伤部位(枕后、耳郭、足跟等),出发前预防性粘贴减压贴进行早期干预。

(三)低体温

在 ECMO 长途转运初期,救护车电源功率应 > 800W,保证变温水箱有足够电量,从而能给 ECMO 管路持续加温。同时需做好保暖措施。

二、转运过程中意外事件的预防与处理

(一)电源故障

电源故障较为常见,会使 ECMO 系统设备失去电力,不能进行有效的循环辅助。由于离心泵是非阻闭系统,会造成血液倒流,突然失去循环支持也会加重心肺负担。在无转运患儿时,专人维护 ECMO 设备,定期检测并记录,及时更换老化电池。一旦出现 ECMO 系统失去电源的情况,首先要重新建立循环支持。采用离心泵患儿首先要夹闭动静脉管道,摘下离心泵头,将其安装到手摇驱动器上,手摇驱动离心泵,松开动静脉管道钳,观察患儿动脉血压,估计手动驱动流量,以期达到先前辅助流量,并积极寻找事故原因,快速处理。

(二)氧气故障

氧气供应是 ECMO 转运必不可少的,短途转运可以只使用纯氧,不会对患儿造成影响,长距离、长时间转运最好同时有压缩空气,通过空氧混合器提供合适浓度的氧气。转运途中氧气瓶压力不足、氧气泄漏、氧气管意外脱落或挤压,都会造成膜肺氧合不良,表现为动脉血颜色加深,血氧饱和度持续下降,患儿可能出现血压下降、心律失常。此时要快速检查氧气管道、气源压力,及时恢复氧气供应。在 ECMO 转运前要备有充足的氧气,检查氧气瓶压力,有无泄漏。

(三)管道故障

离心泵管道可以缩短,因其非阻闭性也不易爆裂,途中维护比较简便,因此长距离运送时最好选用离心泵。

(四)膜肺故障

膜肺作为 ECMO 系统的核心部件,运送过程安置不当易被碰撞,造成脱离支架、管道脱落、接头折断漏血、氧气管脱

落,中途出现血浆渗漏、氧合不良、抗凝不足造成血栓形成、过度通气、高 PaO_2、低 $PaCO_2$。因此,在搬运过程中膜肺应妥当固定,定时检查膜肺连接部件。

第十二章

ECMO 专业团队建设

ECMO 技术是目前国际公认的顶尖救治技术,代表一个医院,甚至一个地区、一个国家的危重症急救水平。然而,ECMO 作为一种操作复杂、风险性高、护理难度大、管理烦琐的高端治疗手段,对各个环节和步骤的技术水平要求非常严格。建立专业规范的 ECMO 快速反应专业团队不仅能提高危重患者的救治成功率,而且对改善患者预后和生存质量也尤为重要。多学科团队合作是启动 ECMO 的重要保证,护理人员在团队中发挥重要的角色作用。

第一节 ECMO 专业团队建设现状

中国医师协会体外生命支持专业委员会的统计数据显示,2019 年,中国 ECMO 中心注册数量 297 家,5 028 例患者接受了 ECMO 支持。随着我国危重症诊疗护理技术及设备设施的发展与完善,ECMO 技术应用也越来越成熟,这就需要经验丰富的 ECMO 中心,构建涉及医院多个部门、多个专科的 ECMO 多学科团队,具备共同协作、快速反应和良好专业的能力。

多项研究指出,各医疗机构的核心成员各有差异,组织严密的 ECMO 专业团队成员包括:麻醉科、体外循环科、重症监护室、心脏及血管外科、心血管内科、呼吸科、急诊科、肾内科、影像科、营养科、神经内科等专科医护人员。转运相关指南指出，面临 ECMO 患儿转运时，需要配备转运团队，并建议 ECMO 转运团队，包括 ECMO 管理医师、置管医师、ECMO 治疗师、转运护士和转运呼吸治疗师。团队成员的组成应根据临床实际情况来调整，无论团队的组成如何，团队成员皆需分工明确、各司其职、高效协作。

国家卫生健康委发布的《体外膜肺氧合（ECMO）技术临床应用管理规范》中明确规范了我国 ECMO 医师及包括护理人员在内的技术人员的最低执业要求，如专科领域、工作经验年限、能力及培训要求。其中要求必须经过 ECMO 技术相关专业系统培训并考核合格。

目前我国能够开展 ECMO 技术的儿科医疗机构不多，团队发展较为不均衡，加之目前普遍存在组织边界模糊、信息沟通不畅、激励机制不足等问题，限制了 ECMO 多学科合作团队的建立与合作质量。因此，加快 ECMO 团队建设和 ECMO 专业人才培养，以及对 ECMO 从业人员进行培训和继续教育迫在眉睫。

第二节　ECMO 护理团队成员资质要求及组织框架

护理团队在危重症患儿尤其 ECMO 治疗过程中发挥着不可替代的作用。目前我国体外循环技术从业人员 2 500余人，护理人员约占 14%。根据 ELSO 指南，建议使用护士主导的管理模式：在重症病房环境中，ICU 护士经过专业 ECMO 培训后，不仅为病人提供临床护理，而且承担 ECMO

回路的床边管理及故障排除,为 ECMO 患儿提供持续治疗和随访等。因此,建立 ECMO 专科护理团队,规范化、系统化护理,提高专科护理水平及质量尤为重要。

一、ECMO 专科护理团队成员资质要求

(一)素质要求

ECMO 需多学科、多部门协作完成,ECMO 专科护理团队中的每名成员均需具备良好的团队协作能力、抢救配合能力、核心技术能力、病情观察能力、危机预判能力、突发事件处理能力。同时也需具有良好的慎独精神、强烈的责任心和耐心。

(二)专业要求

基本要求是本科以上学历、中级及以上职称、五年以上 ICU 工作经验、具有 ICU 专科护士资格证;接受过 ECMO 相关培训考核合格。

(三)配置原则

合适的护患比应该在 1:1 到 1:2。原则上使用 ECMO 患儿需一对一特护。如人员短缺或同时有多名患儿使用 ECMO,可采用集中管理,需另设一名护组长负责具体护理工作的落实、指导、协助、沟通。责任护士根据患儿病情评估,设定护理目标、实施护理措施,完成护理工作。

二、ECMO 专科护理团队组织框架

ECMO 专科护理团队应包括五个小组:教育培训小组、质量监控小组、循环建立小组,应急转运小组和日常护理小组。

1. 教育培训小组　负责培训 ECMO 相关理论知识、上机操作方法及护理要点。遇到 ECMO 相关的典型案例,组织

大家共同讨论,相互点评,提高护理人员的评判性思维能力及对病情的观察及评估能力。定期进行理论及操作考核。

2. 质量监控小组 建立 ECMO 相关质控标准,内容应包括对患儿病情的掌握,管道的护理,护理记录单的书写。若发现问题,需分析原因,反馈给教育培训小组,由其进行针对性培训。

3. 循环建立小组 负责环境、用物耗材、仪器、床单位及急救药物的准备。同时,该小组需根据插管类型,做好患儿体位及备皮准备,如经颈总动脉、颈内静脉插管时,患儿取仰卧位,头偏向左侧并后倾。肩下横置肩垫适度垫高肩部,舒展颈部皮肤将手术野充分暴露;经股动脉、股静脉插管时,患儿取仰卧位,暴露右侧腹股沟区。右侧大腿根部放置臀垫适度垫高右侧臀部,舒展腹股沟部皮肤将手术野充分暴露。在协助医生建立 ECMO 循环时,团队成员分工明确,严格遵循无菌操作原则。

4. 应急转运小组 协助医生负责循环建立后的患儿转运或外出检查等工作。因此该组护士需熟练掌握 ECMO 管路构造,运转情况,仪器设置,报警处理等内容。转运前,该组护士应配合医生,对患儿病情进行充分评估,准备相应的急救设备,在遇到紧急情况时,积极配合医生解决问题。ECMO 转运小组需针对院际转运进行定期模拟演练,以保证转运安全。

5. 日常护理小组 负责 ECMO 循环建立后的日常护理工作,如执行各项医嘱,完成 ECMO 管路、人工气道、中心静脉导管、皮肤的护理;循环系统、呼吸系统、神经系统、泌尿系统、凝血功能的监测;营养支持,完善各项检查及检验,落实基础护理,完成护理记录单的书写等。

第三节　ECMO 护理团队成员的培训与教育

ELSO 组织提出 ECMO 项目培训主要分为两大部分，即针对之前没有开展过 ECMO 辅助工作的相关人员和有一定 ECMO 辅助经验的 ECMO 中心人员的培训。每个 ECMO 中心都应有一套完整的 ECMO 培训流程，包括相关理论授课，ECMO 设备使用的现场培训，模拟患者床旁实景操作和突发意外情况处理等。对于连续 3 个月未从事 ECMO 工作的人员均应进行 ECMO 培训，在每次参与 ECMO 治疗前，也需再次参加培训和学习。一项针对 ECMO 转运的国际调查显示，40% 的 ECMO 中心要求转运团队成员通过 ELSO 认可的临床 ECMO 课程并定期参加相关培训和模拟训练，27% 的中心要求参与 ECMO 转运的成员至少有 4 年 ECMO 临床管理经验。

因此，ECMO 专科护理团队成员遵照培训流程，首先完成持续、规律的 ECMO 相关理论和模拟培训，培训考核记录在案，然后根据临床实际 ECMO 数量和经验积累，判断其是否有应对 ECMO 系统管理和意外情况的能力，以保证为患儿提供正确的医疗服务。

ECMO 培训内容包括但不限于 ECMO 设备组成、适应证、建立前准备工作、不同模式的区别、ECMO 管路建立与维护、凝血功能的控制及监测、紧急事件和相关并发症的处理、撤机等。

除了理论培训，对团队成员进行各种紧急情况的模拟训练也是培训重点。在培训方式上，可采用虚拟现实技术，为 ECMO 团队提供基于"标准化病人"的模拟训练，更好地掌握

ECMO 知识和技能，高仿真模拟具有多个优势，可使学习效果得到提升，如创建真实的 ECMO 治疗环境，提供即刻的反馈信息、允许重复尝试等，让团队成员对 ECMO 系统相关知识以及各种紧急情况的处理和应对达到全面理解和掌握，有助于提高护理人员的胜任力水平，提高临床护理服务质量。

第十三章

ECMO 的人文护理

　　人文护理是指以人为主体的护理参与人文现象，核心是护理，现象是"护理人文"。简单说是指护理人员将所学知识内化后，发自内心地给予患儿的情感付出，以及对患儿的同情理解和对人的生命的尊重和关爱。具体来说是指在护理过程中护理人员以人道主义的精神对患儿的生命与健康、权力与需求、人格与尊严的真诚关怀和照护。即除了为患儿提供必需的诊疗技术服务之外，还要为患儿提供精神的、文化的、情感的服务，以满足患儿的身心健康需求，体现对人的生命与身心健康的关爱，是一种实践人类人文精神信仰的具体过程。作为护理人员，用自己的生命、生活和言行，把自己选择的职业道德体现出来，这就是人文护理。

　　人文护理就是人文精神在护理工作中的体现。护理职业的特点决定了它所崇尚的人文精神是一种以尊重为核心的人道伦理意识和精神。虽然这其中包含了护理学科的知识和技术、护理人文与社会科学知识素养等内容，但人道主义的伦理意识和精神最重要。因为护理技术的正确应用、护理程序的有效实施、病人身心需求的合理满足等，都需要护士的人道伦理意识作为前提，尤其是当护士单独从事某项服务时更需要良好的伦理意识加以保证。护理实践中的人文精神与我们现今所倡导的"以人为本"的整体护理理念显示了高度的一致性。因此,有专家称,人文精神是整体护理的理论和导向,是整体护理的内在动力,人是一切的根本,一切应以人为中心。

行 ECMO 辅助的儿童将被置于重症监护病房,因其特殊的环境、封闭的管理,加之患儿的病情危重、变化快、病死率高等特点,患儿家属多会产生焦虑、恐惧、悲观及绝望等负性情绪。通过对患儿及家属进行个性化的健康宣教,增强了患儿家属对 ECMO 相关知识、规章制度等专业信息的认知度,缓解了家属由于对疾病相关知识了解不足所造成的焦虑、恐惧以及不安全感,增强了家属对医护人员的信任度,在护理工作中倡导人文关怀,可以促进和谐护患关系的建立。有效地改善护理服务质量,提高患儿护理满意度,提升护士的职业认同度及获益感。

在重症监护病房走廊、室内墙壁等合适位置张贴颜色鲜艳、充满童趣的装饰图案;允许患儿家属为患儿提供安全、清洁、无毒的玩具;针对患儿的病情、年龄及身体状况为患儿选择播放音乐、视频、音频或者电视节目;为患儿提供环境整洁、温馨舒适、温湿度适宜、通风良好的病室环境。

向患儿家属提供有关 ECMO 治疗的小册子,其中应使用通俗的语言向患儿家属介绍 ECMO 的概念和基本工作原理,以及各种医学术语的解释,同时医务人员需要对患儿家属进行宣教,以确保家属对 ECMO 治疗有充分的认知。

对责任护士进行人文关怀教育培训,从病区管理、服务态度、整体护理、查对制度、操作技能等维度进行考核,合格后方能上岗。护理过程中应动作轻柔、操作熟练。

在 ECMO 治疗无效并决定停止后,医务人员需要尊重当地的文化和社会准则,患儿家属的身心健康也应得到关照和理解,最终使患儿能够无痛苦、无遗憾、安详舒适地告别亲友。

　　在 ECMO 运行过程中的各个重要环节——启动、维持和撤离,任何一个决策或者操作都可能决定患儿生死,所以就要求从事 ECMO 的一线医务工作者必须拥有超强的工作能力和责任心。对从事 ECMO 患儿管理工作的医护人员,定期进行心理疏导。

参考文献

[1] 龙村,侯晓彤,赵举. ECMO:体外膜肺氧合 [M]. 2 版. 北京:人民卫生出版社,2016.

[2] 龙村,赵举. ECMO 手册 [M]. 2 版. 北京:人民卫生出版社,2019.

[3] 封志纯,洪小杨,张晓娟. 儿科体外膜肺氧合操作手册 [M]. 北京:人民卫生出版社,2019.

[4] 兰超,李莉. 急诊 ICU 手册 [M]. 郑州:河南科学技术出版社,2019.

[5] 王泠,胡爱玲,王志稳. 器械相关压力性损伤预防指南(2020 版)[M]. 北京:人民卫生出版社,2020.

[6] 倪伟伟,李龙,俞晓梅,等. 接受体外膜肺氧合治疗的重症病人压力性损伤发生特征及护理研究进展 [J]. 护理研究. 2021,35(2):277-281.

[7] 曾妃,梁江淑渊,金小娟,等. 6 例特重度烧伤患者使用体外膜肺氧合联合连续性肾脏替代治疗的护理 [J]. 中华护理杂志,2021,56(3):364-367.

[8] 熊文珍. 护理目标管理预防 VV-ECMO 并发症的临床观察 [J]. 护理实践与研究,2021,18(7):1077-1080.

[9] 成人体外膜肺氧合患者院内转运护理共识专家组. 成人体外膜肺氧合患者院内转运护理专家共识[J]. 中国临床医学,2021,28(4):716-722.

[10] 傅益永,悦光,巨容,等. 体外生命支持组织:新生儿呼吸衰竭指南 [J]. 发育医学电子杂志,2021,9(3):161-168.

[11] 朱艳娟,洪小杨,赵喆,等.危重症患儿体外膜肺氧合支持下长途转运的护理 [J].中华护理杂志,2021,56(4):581-584.

[12] 田淬,田峰,许添彩,等.体外膜肺氧合支持的急性心肌梗死合并心源性休克病人院内安全转运的方法研究 [J].护理研究,2021,35(10):1874-1877.

[13] 胡霞,朱德胜,张国庆,等.体外膜肺氧合支持下转运重症甲型流感患儿一例 [J].中国小儿急救医学,2021,28(1):66-68.

[14] 庞志强,尹炜,李瑶林,等.15 例体外膜肺氧合治疗病人行救护车院间转运的护理 [J].全科护理,2021,19(2):225-229.

[15] 王丽红,崔妮,卜惠弟.体外膜肺氧合技术在危重症患儿护理中的应用进展 [J].护士进修杂志,2018,33(5):416-418.

[16] 熊红燕,金振晓.中国体外循环教育培训现状与展望 [J].中华医学杂志,2017,97(38):2984-2986.

[17] 中国心胸血管麻醉学会,中华医学会麻醉学分会,中国医师协会麻醉学医师分会,等.不同情况下成人体外膜肺氧合临床应用专家共识(2020 版)[J].中国循环杂志,2020,35(11):1052-1063.

[18] 杜凤燕,林小云,王东丽.EMCO 救治危重症 11 例护理配合 [J].齐鲁护理杂志,2020,26(23):131-133.

[19] 王文超,王颖雯,康琼芳.儿科中心静脉通路装置发生导管相关性血流感染危险因素的系统评价 [J].中国循证儿科杂志,2020,15(4):261-268.

[20] 程晔,陆国平.体外膜肺氧合技术在儿童重症疾病中的应用 [J].中华实用儿科临床杂志,2020,35(18):1361-1364.

[21] 叶小铭,张鹏.重度 ARDS 患者应用 ECMO 治疗的气道护理 [J].齐鲁护理杂志,2020,26(13):122-124.

[22] 吴香花,黄海燕,吴艳丽,等.体外膜肺氧合团队的建立与管理 [J].当代护士,2020,27(8):179-181.

[23] 李洪娜,夏莹,刘桂英,等.体外膜肺氧合联合连续性肾脏替代治

疗的护理进展 [J]. 中华现代护理杂志, 2019, 25 (25): 3296-3300.

[24] 王风, 孔艳霞, 杨青. 体外膜肺氧合辅助下暴发性心肌炎患儿心脏移植一例 [J]. 中华儿科杂志, 2020, 58 (10): 843-844.

[25] 王淑芹, 孙兵, 张春艳, 等. 体外膜肺氧合支持危重患者进行转运的不良事件的分析 [J]. 中国实用护理杂志, 2020, 36 (27): 2124-2128.

[26] 中国医师协会呼吸医师分会危重症医学专业委员会, 中华医学会呼吸病学分会危重症医学学组. 体外膜式氧合治疗成人重症呼吸衰竭推荐意见 [J]. 中华结核和呼吸杂志, 2019, 42 (9): 660-684.

[27] 王静, 熊莹, 施颖, 等. 成人心脏术后患者体外膜肺氧合治疗相关医院感染的危险因素及病原学分析 [J]. 中华临床感染病杂志, 2019, 12 (1): 38-43.

[28] 袁娜, 赵恒立, 谷红俊. 体外膜肺氧合并发症及处理对策的研究进展 [J]. 军事医学, 2019, 43 (8): 630-636.

[29] 中国医师协会新生儿科医师分会, 《中华儿科杂志》编辑委员会. 新生儿呼吸衰竭体外膜肺氧合支持专家共识 [J]. 中华儿科杂志, 2018, 56 (5): 327-331.

[30] 周宁, 鲍玫, 王振全. 体外膜肺氧合支持治疗应用及并发症防范研究进展 [J]. 临床误诊误治, 2018, 31 (4): 106-111.